Leitsymptome in der Aurachirurgie Band 3

AF215875

Meiner Familie gewidmet.

Mathias Künlen

Leitsymptome in der
Aurachirurgie

**Medizin im
21. Jahrhundert**

Band 3

Impressum:
Herausgeber: IFA Institut für Aurachirurgie AG, Fürstentum Liechtenstein
Autor: Dr. Mathias Künlen
Lektorat: Petra Kienle, Irmgard Wagner
Layout: Carsten Kienle
Umschlaggestaltung: Dr. Mathias Künlen, Carsten Kienle
Internet: www.aurachirurgie.me
E-mail: info@aurachirurgie.me

© 2018
Herstellung und Verlag: BoD – Books on Demand, Norderstedt.
ISBN: 9783746047461

Bibliografische Information der Deutschen Nationalbibliothek

Die Deutsche Nationalbibliothek verzeichnet diese Publikation in der Deutschen National-
bibliografie; detaillierte bibliografische Daten sind im Internet über http://dnb.d-nb.de
abrufbar

1. Auflage 2018

HINWEIS: Wie jede Wissenschaft ist die Medizin ständigen Entwicklungen unterworfen.
Forschung und klinische Erfahrung erweitern unsere Erkenntnisse, insbesondere was die
Behandlung von Krankheiten anbelangt.

Herausgeber und Verlag haben große Sorgfalt darauf angewandt, dass alle Empfehlungen dem
aktuellen medizinischen Wissensstand entsprechen. Für Angaben von Applikationsformen und
Therapiehinweisen kann vom Autor und Verlag keine Gewähr übernommen werden. Jeder
Benutzer ist angehalten, durch sorgfältige Prüfung und gegebenenfalls nach Konsultation
eines Spezialisten festzustellen, ob die beschriebenen Therapiemöglichkeiten im konkreten
Fall anwendbar sind. Jede Therapieanwendung geschieht auf eigene Gefahr des Benutzers.
Autor und Verlag appellieren an jeden Benutzer, ihm etwa auffallende Ungenauigkeiten
mitzuteilen.

Inhalt

Einleitung

Dieses Buch illustriert Fallbeispiele der Aurachirurgie anhand von Leitsymptomen. Die Reihenfolge der Leitsymptome ist absichtlich ungeordnet bzw. nicht nach Fachrichtungen sortiert. Dies entspricht dem „täglichen Brot" des praktizierenden Aurachirurgen, indem die Patienten während eines Tages ganz unterschiedliche Beschwerden präsentieren. Die Fallbeschreibungen illustrieren, wie vielfach verschlungen die diagnostischen Pfade und differentialdiagnostischen Überlegungen sein können, bis letztlich eine wirksame Therapiemethode erkannt wird. Ausgehend von einem Leitsymptom werden die aurachirurgischen Untersuchungen am Patienten auch mithilfe der nicht-linearen Systemanalyse durchgeführt. Alle Fallbeispiele stehen exemplarisch für die Vorgehenswise in der energetisch-informatorischen Methode der Aurachirurgie, eine Vorgehensweise, die sich von der morphologisch orientierten Schulmedizin unterscheidet.

Aurachirurgie versteht sich als Ergänzung zu etablierten Medizinsystemen wie der Schulmedizin oder der Komplementärmedizin. Sie erhebt explizit keinen Anspruch auf Alleingültigkeit und sollte hinsichtlich ihrer Indikationsstellung stets vergleichend abgewogen und unter Umständen ergänzend angewendet werden.

Aurachirurgie hat inzwischen einen hohen wissenschaftlichen Standard erreicht, mit der Möglichkeit zur bildlichen Darstellung und gar quantitativen Messung von seelisch-geistigen Störungen. Sowohl im Rahmen der Diagnostik als auch insbesondere in der Vorabtestung von Therapieansätzen und in der Erfolgsmessung von aurachirurgischen Behandlungen gibt es beeindruckende Fortschritte des geistigen Heilens, wie man sie bis vor kurzer Zeit noch für unmöglich gehalten hätte. Mit den in diesem Buch gezeigten Verfahren und Methoden steht die Aurachirurgie den wissenschaftlichen Standards der westlichen Schulmedizin nicht mehr nach, im Gegenteil, sie führt in Bereiche des Heilens, von denen die Schulmedizin gegenwärtig weit entfernt ist. An dieser Stelle sei betont: Geistiges Heilen mittels Aurachirurgie beschreibt keine Wunderheilung. Die Wirksamkeit und der Erfolg der Aurachirurgie ist dem speziellen Zugang zum Patienten zu verdanken, einem klar definierten und exakt anwendbaren energetisch-informatorischen Weg.

Seit Jahren arbeite ich mit großer Begeisterung als Aurachirurg. Immer wieder bin ich beeindruckt, ja geradezu verblüfft, welch schlüssigen Erklärungen ich mit dieser Methode bei meinen Patienten für ganz unterschiedliche Symptome und Krankheitsbilder finde, und mit welcher Wirksamkeit ich zur Heilung beitragen kann.

Hinweis: Wenn in diesem Buch von „Arzt" die Rede ist, so wird dies verstanden im Sinne dessen, der heilt. Der Begriff umfasst somit auch Heilpraktiker, Therapeuten und Heiler. Dabei beinhaltet der Begriff „Arzt" sowohl den männlichen Arzt als auch die weibliche Ärztin. Ebenso bezieht sich der Begriff „Patient" auch auf „Patientin". Um die Lesbarkeit des Textes zu erhöhen, werden hier nur die männlichen Formen verwendet.

Ruggell, Liechtenstein im Dezember 2018.

Leitsymptome

In den folgenden Fallbeispielen finden sich zahlreiche Abbildungen der nicht-linearen Systemanalyse. Angezeigt werden immer zwei Bilder, das obere zeigt den Ausgangsbefund, das untere den Befund nach Invertierung eines Einfluss-faktors, z.B. Elektrosmog. Eine Invertierung ist an sich noch keine Therapie, sondern dient nur zur diagnostischen Eingrenzung. Sie untersucht, ob sich der energetische Befund eines Organsystems verändert, sobald man einen Kausal-faktor aus der Betrachtung herausnimmt, z.B. einen Candida albicans als Kausalfaktor im Darm. Verbessert sich der energetische Befund bei nochmaliger NLS-Analyse durch Invertierung, so zeigt dies, dass dieser Kausalfaktor ent-sprechend verantwortlich zu machen ist für die schlechte energetische Aus-stattung des jeweiligen Organs. Bleibt der Befund hingegen gleich oder ver-schlechtert sich gar, so bedeutet dies, der der angenommene Kausalfaktor keine Rolle spielt bzw. dass die Anfrage an das NLS-Analysesystem falsch formuliert ist. Durch Invertierung lassen sich viele Kausalfaktoren schnell und unkompli-ziert prüfen: Mikroorganismen wie Bakterien, Pilze, Protozoen oder Viren, aller-gene Substanzen, Nahrungsmittel, aber auch Medikamente, die dem Patienten testweise zugegeben oder auch weggenommen werden. Auf diese Weise lässt sich untersuchen, ob ein bereits gegebenes Medikament Nutzen bringt oder eher schadet. Gleichermaßen lässt sich evaluieren, was ein neu gegebenes Medi-kament entsprechend am Organsystem energetisch verändern würde.

Die Klassifikation geschieht durch farbliche Markierungen, entsprechend den Schulnoten, 1 ist die beste Note, 6 die schlechteste (helle Vielecke die Note 1, helle Kreise die Note 2, nach oben gerichtete Dreiecke die Note 3, nach unten gerichtete Dreiecke sind die Note 4, dunkle Rauten sind die Note 5, schwarze Vierecke sind die Note 6).

Vaginaler Juckreiz

Anamnese: C.S., 56 Jahre alt, klagt über vaginalen Juckreiz. Die Patientin berichtet, seit Jahren in gynäkologischer Betreuung zu sein, allerdings habe man nie einen plausiblen Grund für den vaginalen Juckreiz gefunden.

Aurachirurgie: In der aurachirurgischen Untersuchung findet sich das karmische Muster der Schwarzen Magie mit Resonanzbildung bei Prüfung des Urogenitalbereichs. Interessanterweise beschreibt die Patientin, dass bei ihr sowohl Zysten der Eierstöcke als auch Myome vorhanden diagnostiziert worden seien, was in diesem Zusammenhang typisch ist. Darüber hinaus zeigt sich das karmische Muster der medizinischen Versuche mit einem Blasenkatheter in der Aura, der ordnungsgemäß entfernt wird.

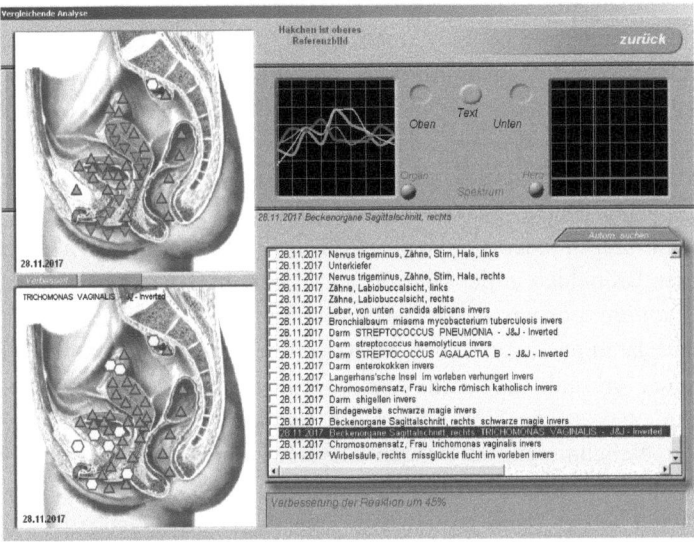

Abb. 1: *Belastung im Bereich von Blase, Uterus und Vagina. Bei Invertierung von Trichomonas vaginalis Verbesserung des energetischen Befundes um 47%. Die Patientin berichtet, als junge Frau Leistungssport im Schwimmen betrieben und damit sehr viel in öffentlichen Schwimmbädern trainiert zu haben , an eine Trichomonadeninfektion bzw. an eine sexuell übertragbare Krankheit könne sie sich jedoch nicht erinnern.*

9

Bewertung: Nach homöopathischer Auflösung der Trichomoniasis bessert sich der vaginale Juckreiz innerhalb von wenigen Wochen. Ganz offensichtlich besteht keine akute oder subchronische Infektion, sondern es findet sich nur noch die Information über die Trichomonadeninfektion, die allein schon für den Juckreiz ausreicht. Eine frühere Infektion ist erinnerlich, nach einem Besuch im öffentlichen Schwimmbad, eine offizielle Diagnose wurde nie gestellt. An dieser Stelle wird die unterschiedliche Herangehensweise zwischen Schulmedizin und Homöopathie evident: Während die Schulmedizin davon ausgeht, dass infektiöse Erreger durch eine antibiotische Behandlung vollständig auszuradieren und damit die Erkrankung zu beenden seien, geht die Homöopathie davon aus, dass selbst nach dem morphologischen Ende eines Erregers dessen Informationen im Organismus persistieren und zu schädigenden Einflüssen mit entsprechenden Symptomen führen. Dass die Homöopathie Recht hat, zeigt sich an der NLS-Analyse, wo der Aurachirurg vielfach noch Jahrzehnte nach durchgemachten Infektionskrankheiten energetische Störungen durch infektiöse Informationen vorfindet. Wird eine solche Information homöopathisch ausgeleitet, verschwindet die energetische Störung nicht nur in der Kontroll-NLS-Analyse, sondern auch als Symptomatik. Interessant ist, dass solche Informationen sich epigenetisch sogar über Generationen vererben können: Immer wieder finden sich in meiner aurachirurgischen Praxis ganze Generationen von Patienten ein, Großeltern, Eltern und Enkel. Findet sich beim Großvater die Information einer Tuberkulose auf den Bronchien in der NLS-Analyse, berichtet dieser häufig von einem Vorfahren, von dem er wisse, dass er tatsächlich eine Tuberkuloseinfektion durchlitten und daran auch verstorben sei. Gleichwohl sei er selbst aber nie an einer Tuberkulose erkrankt gewesen. Das bedeutet, dass die in der NLS-Analyse gefundene energetische Störung auf den Bronchien, unter Umständen gar auf den Nieren, Nebennieren, im Urogenitalsystem und auf der Haut, nicht durch eine Infektion, sondern durch eine epigenetisch vererbte Information verursacht wird. Untersuche ich dann die nächste und übernächste Generation in den Folgeterminen, so stelle ich fest, dass sich die Information durchgängig in der NLS-Analyse wiederum auf den Bronchien nachweisen lässt, die epigenetische Vererbung sich somit fortsetzt. Interessant ist ferner, dass die Patienten mit einer energetischen Störung der Bronchien durch die Information einer Tuberkulose nicht zwingend Symptome entwickeln, Generationen können von der Symptomatik auch regelrecht „übersprungen" werden, obwohl sich eine energetische Störung in der NLS-Analyse findet. Je stärker die Verbesserung des energetischen Befundes durch Invertierung von „Miasma Mycobacterium tuberculosis" im Vegetotest, umso wahrscheinlicher ist, dass sich entsprechende Symptome in Form von chronisch rezidivierenden Bronchitiden, Asthma bronchiale, Kurzatmigkeit oder dergleichen finden lassen.

Bauchschmerzen

Anamnese: 52-jährige Patientin kommt in die Praxis wegen eines seit mehreren Monaten wachsenden Uterusmyoms. Sie habe den Tumor zum erstenmal vor einem Jahr im Liegen bemerkt, als sie am Bauch tastete. Ansonsten sei die intraabdominelle Schwellung symptomfrei, verursache keine Schmerzen.

Aurachirurgie: Es findet sich das karmische Muster der Schwarzen Magie in ausgeprägter Form, insbesondere im Bauchbereich, sowohl bei der Prüfung von Schlössern im Bauchraum als auch bei der Suche nach intraabdominellen Säckchen. Einzelheiten bitte im Lehrbuch der Aurachirurgie. Gerade die intraabdominellen Belastungen führen zu Verklebungen, Verwachsungen, ja sogar zu Tumorbildungen. Myome und Zysten im gynäkologischen Bereich sind weitere typische Komplikationen.

Die aurachirurgische Behandlung erfolgt durch eine feinstoffliche Operation mittels herkömmlichen chirurgischen Instrumentariums und unter Verwendung eines Sonographiebildes, das die Patientin zu Behandlung von ihrer Frauenärztin mitgebracht hat. Darauf zu sehen ist das Myom, dessen Ränder mit einem Skalpell ausgeschnitten werden und dessen Inhalt dann mit einer Spritze abgezogen wird. In allen einzelnen Schritten geht die Patientin wie erhofft in Resonanz, sie spürt am eigenen Uterus die durch den Arzt durchgeführten Vorgänge, sowohl beim Sondieren mit der chirurgischen Sonde auf der sonographischen Abbildung als auch während des operativen Eingriffs. Am Ende lasert der Aurachirurg den Operationsbereich mit einem roten Laser und verödet auf diese Weise das Kern, von dem das Wachstum ausgegangen ist. Zusätzlich spritzt er noch das Enzym Hyaluronidase, um eine Kollagenbildung zu unterdrücken, alles in der Aura direkt in die Abbildung des Uterusmyoms.

Bewertung: Im vorliegenden Fall kam es tatsächlich zu einer Größenreduktion des Myoms um 40%, eine schulmedizinische Operation wurde nicht durchgeführt, zumal die Patientin diese Operation ablehnte und auch nach wie vor keine Symptome vorhanden waren.

Bauchschmerzen

Anamnese: Nowzad H., 51, Hämorrhoiden, Prostataprobleme, Schmerzen LWS.

Aurachirurgie: Bei der Prüfung der Beckenorgane im Sagittalschnitt rechts zeigt sich eine massive Belastung in Form von zahlreichen schwarzen Quadraten und dunklen Rauten, wie im oberen Bild der folgenden Abbildung zu erkennen.

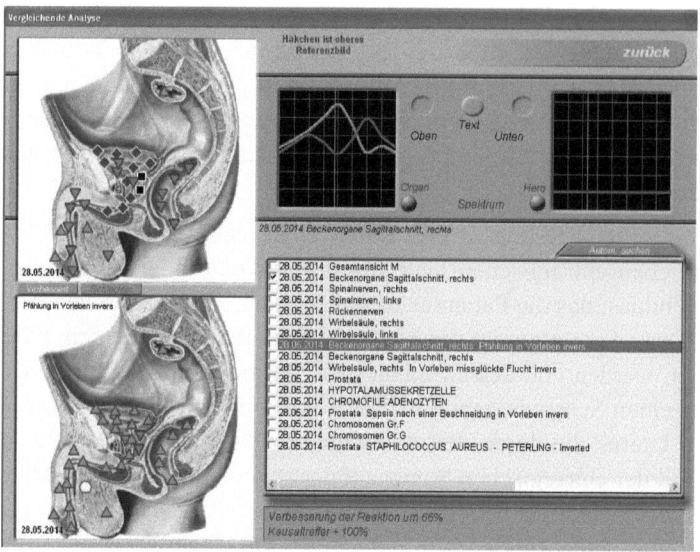

Abb. 2: Belastung im Bereich der Urogenitalorgane, Verbesserung um 66%.

Bewertung: Pfählungen wurden insbesondere in Südosteuropa, Rumänien sowie in westlichen asiatischen Saaten im großen Stil praktiziert. Dem Verurteilten wurde entweder mit der Spitze des aufgerichteten Pfahls die Brust durchbohrt, so dass der Oberkörper überhing, oder der Verurteilte wurde auf einen abgerundeten und eingefetteten Pfahl gesetzt. Durch das Gewicht des menschlichen Körpers drang der Pfahl durch Anus oder Vagina ein, was zu einem qualvollen und langsamen Tode führt. Da die Pfahlspitze abgerundet war, verletzte sie keine lebensnotwendigen Organe, sondern schob sich langsam durch den Körper und verlängerte somit die extreme Qual. Bei Patienten kommt es dadurch typischerweise zu unklaren Unterbauchbeschwerden, Hämorrhoiden sowie zu stechenden Schmerzen zwischen den Schulterblättern.

Hebt der Arzt den Patienten symbolisch mittels der aurachirurgischen Techniken vom Pfahl herunter, verschwinden Hämorrhoiden und auch die Schmerzen zwischen den Schulterblättern.

Bauchschmerzen

Anamnese: H.E., 29-jährige Patientin, kommt in die Praxis wegen Bauch-schmerzen. Sie leidet unter einem Marfan-Syndrom. Vor 10 Jahren erhielt sie eine neue Aortenklappe und ein Teiltransplantat der Aorta ascendens, nachdem die Aorteninsuffizienz hämodynamisch so ausgeprägt war, dass sie unter einer erheblichen Leistungsminderung zu leiden hatte. Aktuell besteht nun eine intraabdominelle präsakrale Zyste, ausgehend von der Dura mater des Wirbelka-nals, mit Bauchschmerzen und einer Schmerzausstrahlung in beide Beine.

Aurachirurgie: Bei der aurachirurgischen Prüfung zeigt sich ein ausgeprägtes Muster der Schwarzen Magie, schwerpunktmäßig extra- und intraabdominell. Bei der Auflösung des karmischen Musters zeigt die Patientin die für diesen Vorgang häufig beobachteten Abwehrprozess, indem der Körper gegen die Auf-lösung regelrecht aufbegehrt und zu zucken beginnt. Ein solches „Aufbegehren" ist mit hohem emotionalen Stress verbunden, die Patientin beginnt an zu schwitzen, wird tachykard und synkopiert beinahe. Sie beginnt zu hyperventilie-ren und tetanisch zu krampfen, erst die Gabe einer Plastiktüte, in die sie hinein-atmet, kann die Notlage wieder beruhigen. Alle weiteren karmischen Muster, insbesondere der Eide und Gelübde, werden ebenfalls fachgerecht aufgelöst.

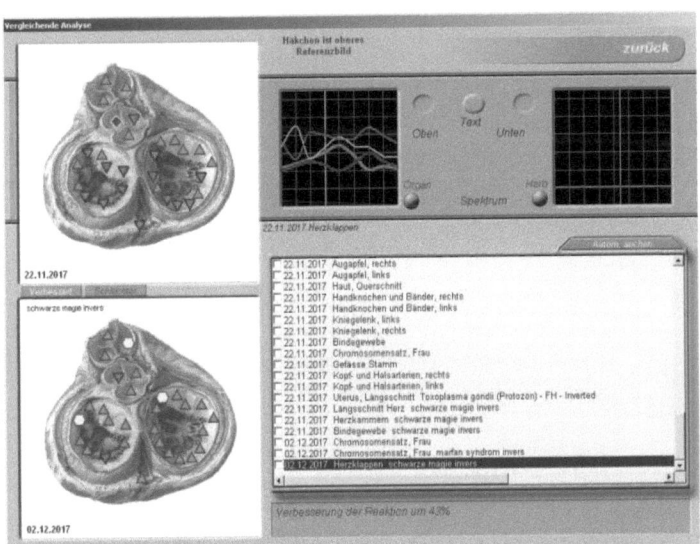

Abb. 3: *Belastung im Bereich der operierten Aortenklappe, aber auch in geringerem Umfang im Bereich der übrigen Herzklappen, Verbesserung des energetischen Befundes durch Invertierung der Schwarzen Magie um 43%.*

13

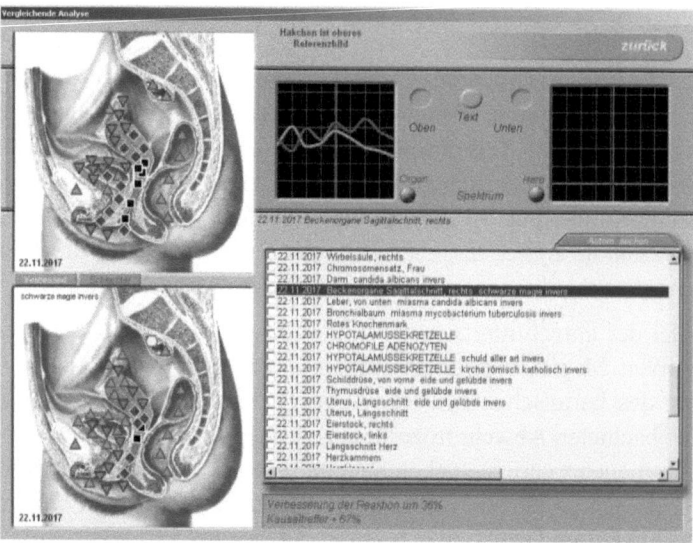

Abb. 4: *Belastung im Bereich der Urogenitalorgane, Verbesserung um 36% bei Invertierung der Schwarzen Magie.*

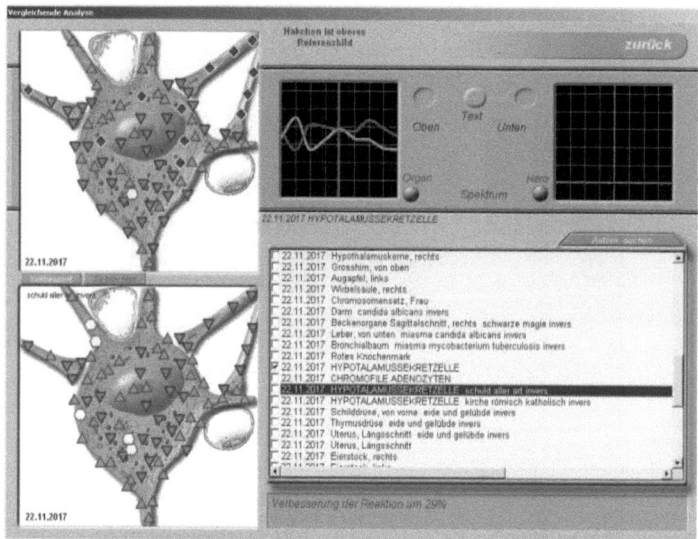

Abb. 5: *Belastung im Bereich der Urogenitalorgane, Verbesserung um 66% bei Invertierung der Schuld aller Art.*

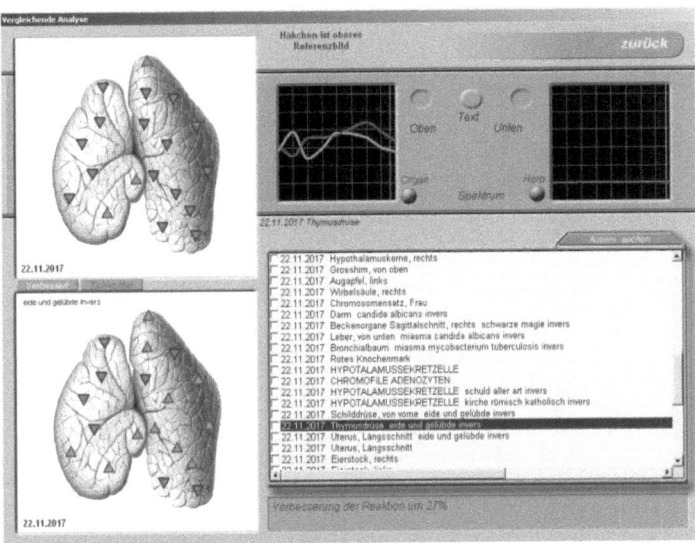

Abb. 6: *Belastung im Bereich der Thymusdrüse, Verbesserung um 27% bei Invertierung von Eide und Gelübde aller Art.*

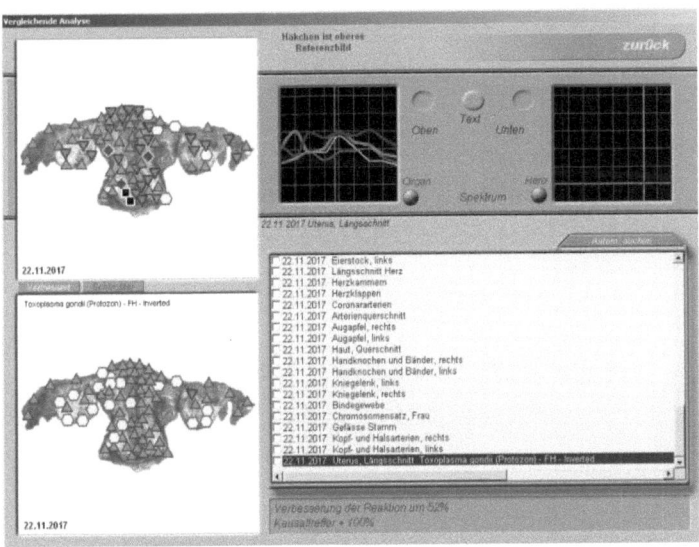

Abb. 7: *Belastung im Bereich des Uterus im Längsschnitt, Verbesserung um 52% bei Invertierung von Toxoplasma gondii. Die Patientin hat zuhause eine Katze, allerdings ist eine akute Toxoplasmose-Infektion nicht bekannt. Die Patientin erhält Globuli zur homöopathischen Ausleitung.*

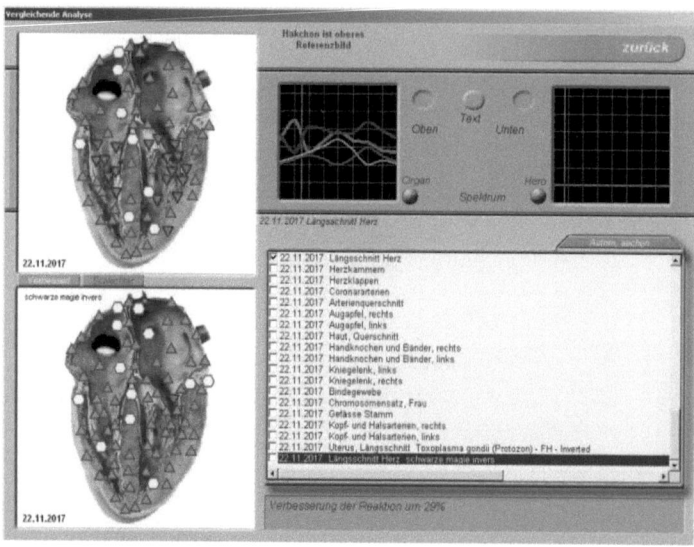

Abb. 8: *Belastung im Herz Längsschnitt, Verbesserung um 29% bei Invertierung von Schwarzer Magie.*

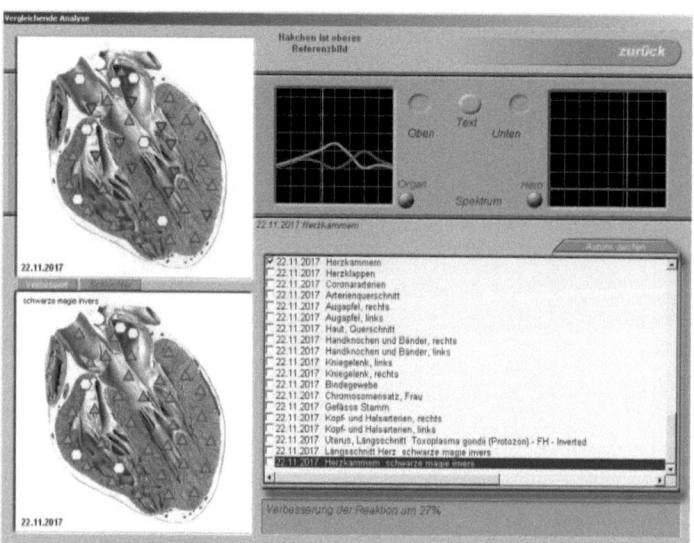

Abb. 9: *Herzkammern: Belastung im Bereich der Herzkammern, Verbesserung um 27% bei Invertierung von Schwarzer Magie.*

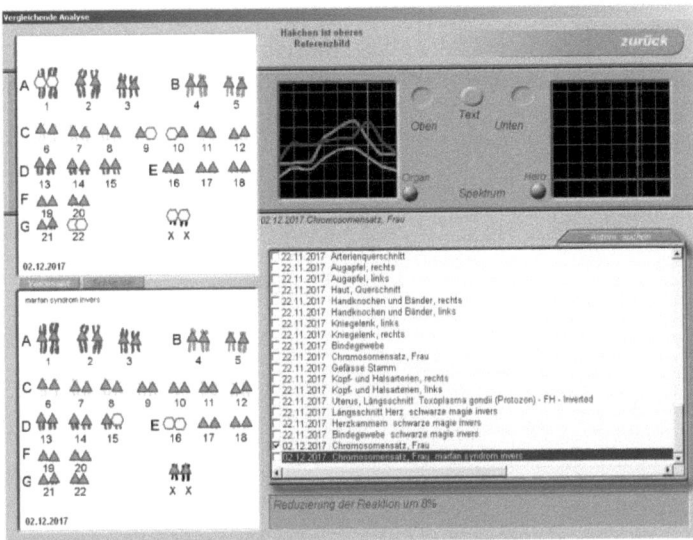

Abb. 10: *Chromosomen: Keine energetische Belastung auf den Chromosomen, bei Invertierung von Marfan Syndrom keine Änderung des Befundes.*

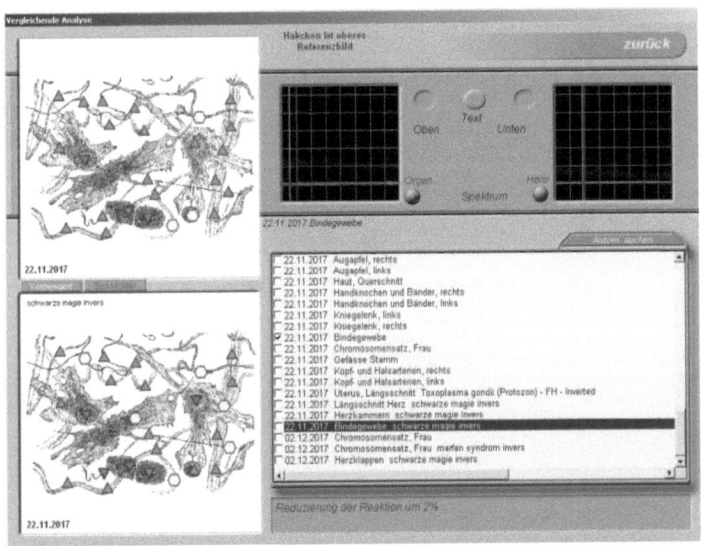

Abb. 11: *Bindegewebe: Keine energetische Belastung auf dem Bindegewebe, bei Invertierung von Marfan Syndrom keine Änderung des Befundes.*

Bewertung: Ein beeindruckender Fall, insbesondere als sich die vormals schulmedizinisch operierte Aortenklappe in der NLS-Analyse als energetisch defizitär darstellt, und bei Invertierung des karmischen Musters der Schwarzen Magie eine Verbesserung des energetischen Befundes um 43% eintritt.

Bauchschmerzen

Anamnese: Ein 67-jähriger Patient kommt in die Praxis wegen unklarer Oberbauchbeschwerden. Er sei gründlich untersucht worden, Sonographie, Kernspin, Blutabnahmen, aber gefunden worden sei bisher nichts. Alkohol trinke er regelmäßig, aber nicht übertrieben. Zuckerkrank sei er nicht. Nur der Blutdruck sei etwas erhöht, weshalb ihm der Hausarzt geraten habe, hier Medikamente einzunehmen.

Aurachirurgie: Bei der Exploration zeigt sich ein etwas übergewichtiger Patient in einem ansonsten guten Allgemeinzustand. Sklavenjoch und Schwarze Magie vorhanden, werden entsprechend behandelt.

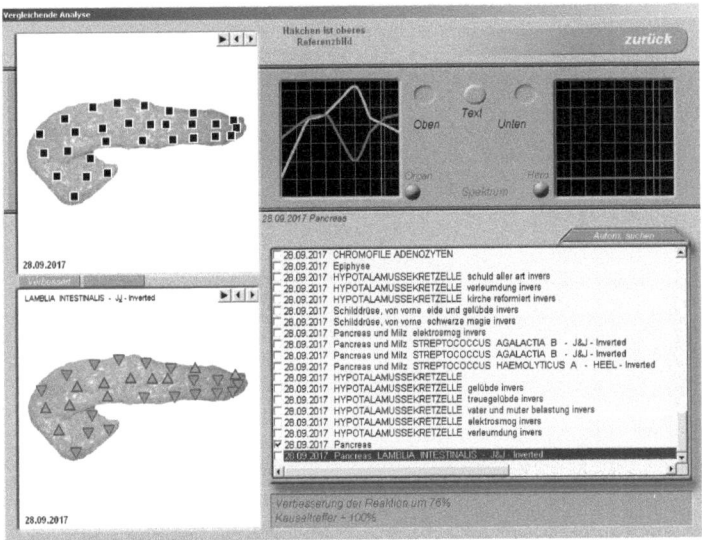

Abb. 12: *Es zeigt sich eine schwere energetische Belastung der Bauchspeicheldrüse, die sich bei Invertierung von Lamblia intestinalis um 76%. Es erfolgt eine homöopathische Ausleitungstherapie.*

Bewertung: Erwachsene erwerben die Zysten durch Lebensmittel, Trinkwasser und durch Ingestion von Oberflächenwasser beim Baden in kontaminierten Gewässern. Nach der homöopathischen Therapie werden die Oberbauchbeschwerden deutlich geringer.

Sehstörung

Anamnese: Patientin Frau N., kommt in die Praxis wegen eines vor 3 Monaten diagnostizierten Malignen Melanoms der Aderhaut[1] am Augenhintergrund des linken Auges. Bemerkt habe sie vor 4 Monaten einen akut aufgetretenen Gesichtsfeldausfall. Sie sei dann operiert worden, indem man 4 radioaktive Strahlenquellen im Bereich des Auges platziert habe. Die Zeit im Krankenhaus sei psychisch sehr belastend gewesen, denn die Atmosphäre war von einer unfreundlichen und Unheil verheißenden Stimmung gekennzeichnet.

Aurachirurgie:

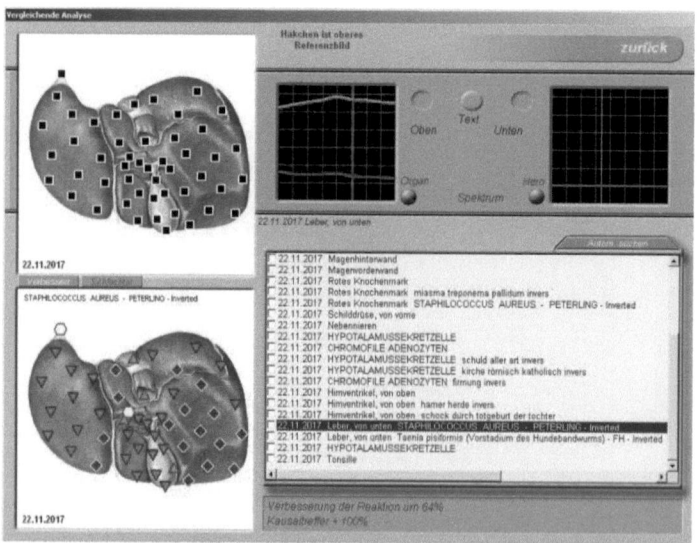

Abb. 13: Schwere energetische Belastung der Leber, bei Invertierung von Staphylococcus aureus Verbesserung um 64%.

---

[1] Das Aderhautmelanom ist der häufigste, direkt das Auge betreffende Tumor (primärer Augentumor). Es handelt sich dabei um eine hochgradig maligne Raumforderung, die ihren Ursprung aus entarteten Melanozyten in der Aderhaut nimmt und zur Metastasierung insbesondere in die Leber neigt. Das Aderhautmelanom kommt mit einer Häufigkeit von ungefähr 1:100.000 vor. Mit zunehmendem Alter steigt das Erkrankungsrisiko. Das höchste Risiko besteht in der Dekade zwischen dem 60. und dem 70. Lebensjahr.. Im Gegensatz zu Melanomen der Haut erfolgt die Metastasierung des Aderhautmelanoms zunächst ausschließlich über den hämatogenen Weg, da sich in der Aderhaut des Auges keinerlei Lymphgefäße befinden. Dies wirkt sich weiter ungünstig auf die Prognose dieser Krebserkrankung aus, da sich die bösartigen Zellen zunächst vollkommen einer Bekämpfung durch das Immunsystem entziehen (Immunprivileg). Aufgrund seiner oft raschen hämatogenen Metastasierung in die Leber ist die Prognose sehr ungünstig.

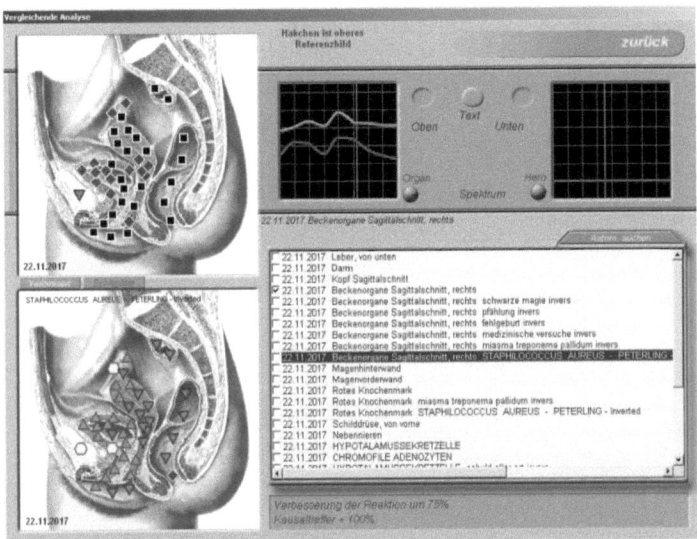

Abb. 14: *Belastung im Bereich der Urogenitalorgane, bei Invertierung von Staphylococcus aureus Verbesserung um 75%.*

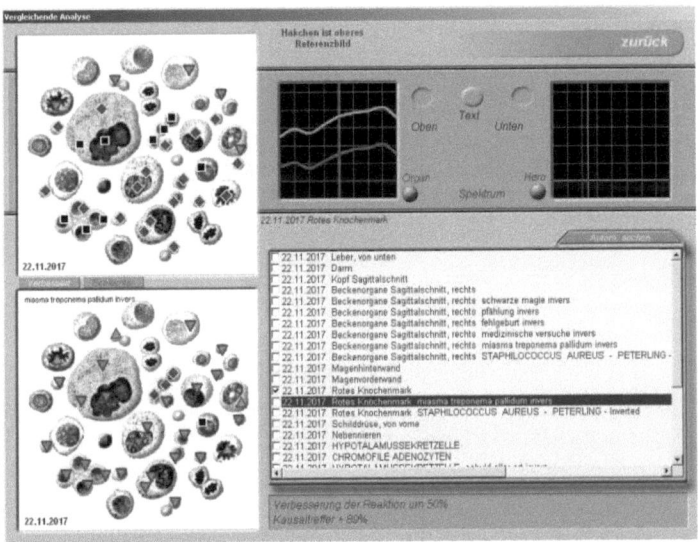

Abb. 15: *Belastung im Bereich des Roten Knochenmarks, bei Invertierung von Miasma Treponema pallidum zeigt sich eine Verbesserung um 50%.*

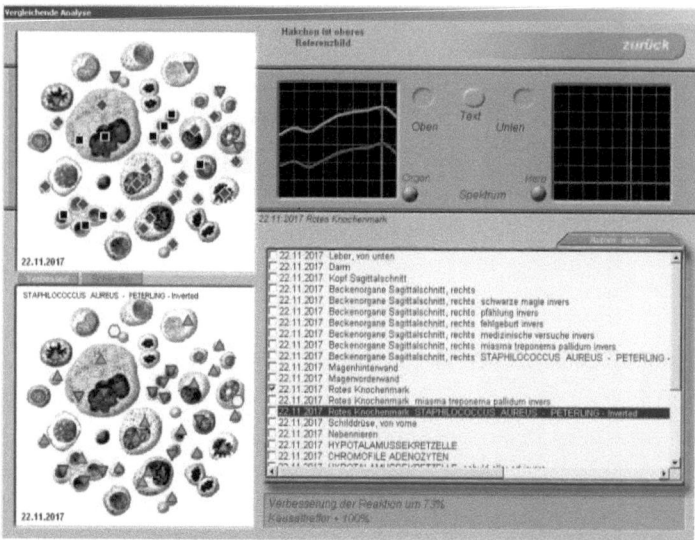

Abb. 16: *Belastung im Bereich des Roten Knochenmarks, bei Invertierung von Staphylococcus aureus pallidum zeigt sich eine Verbesserung um 73%.*

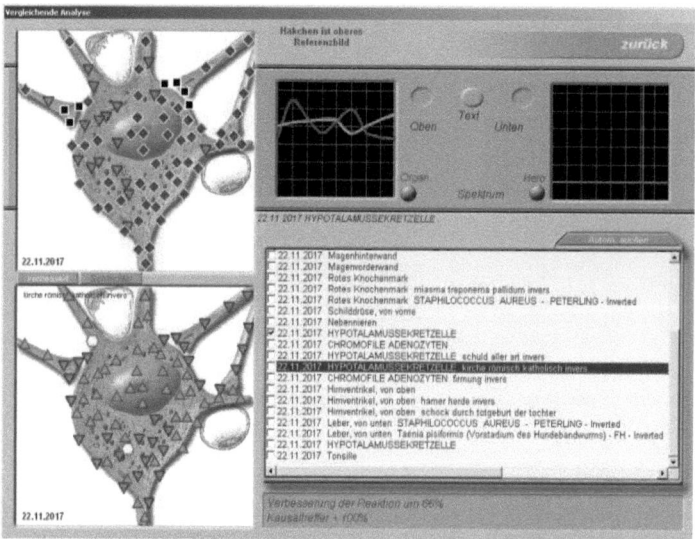

Abb. 17: *Belastung im Bereich der Hypothalamussekretzelle, bei Invertierung der Kirche römisch katholisch zeigt sich eine Verbesserung um 66%*

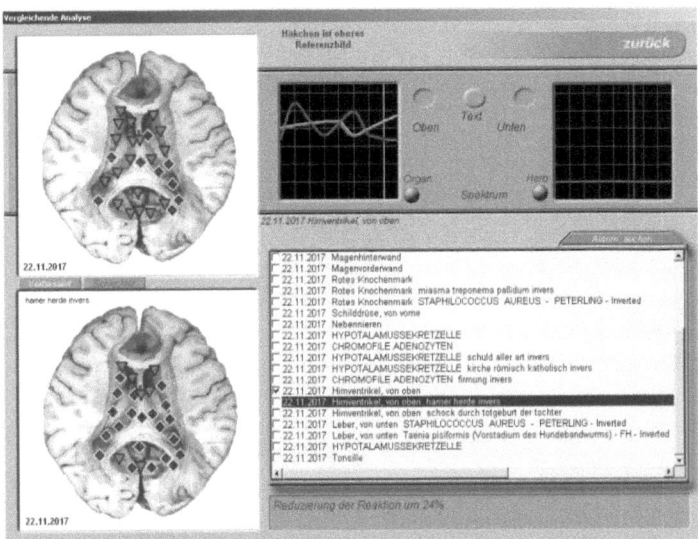

Abb. 18: *Belastung im Bereich der Hirnventrikel, bei Invertierung von Hamer Herde zeigt sich eine Verbesserung um 24%. Befragt nach einem Schockereignis, schildert die Patientin, dass die Diagnose des Malignen Melanoms aus völliger Gesundheit heraus ein schwerer Schock für sie gewesen sei.*

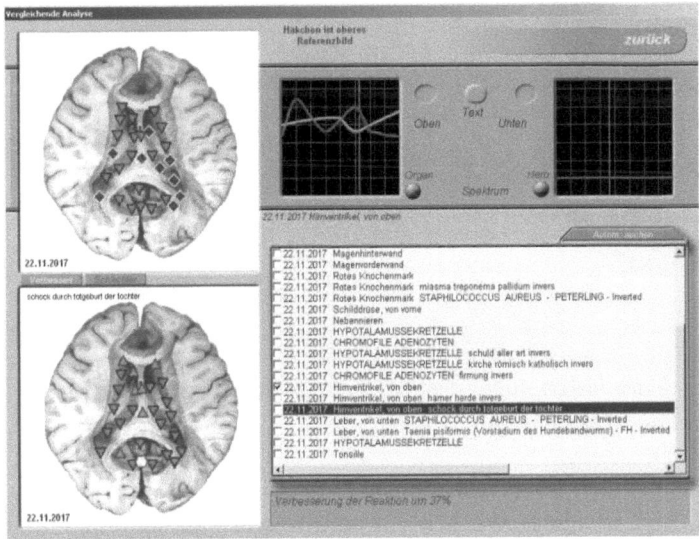

Abb. 19: *In der weiteren Exploration zeigt sich jedoch, dass das Schockereignis wohl eher von der Totgeburt einer Tochter stammt, bei Invertierung zeigt sich eine Verbesserung des energetischen Befundes um 37%.*

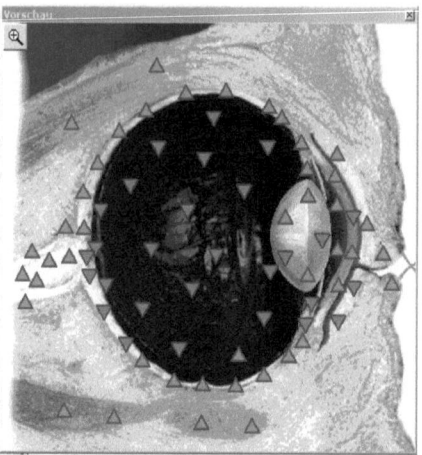

Abb. 20: Im Bereich des rechten Auges zeigt sich ein unauffälliger Befund, die energetische Situation ist altersentsprechend..

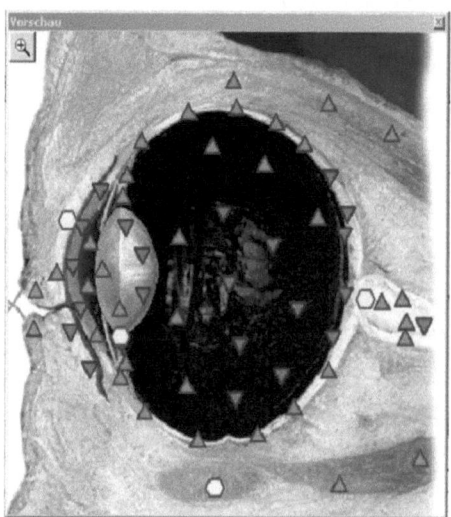

Abb. 21: Im Bereich des linken Auges zeigt sich ein unauffälliger Befund, die energetische Situation ist altersentsprechend..

Die Patientin beschreibt bei Nachfrage, ob denn vor der Diagnose etwas auffälliges passiert sei, dass sie einige Wochen vor der Ereignis eine schwere eitrige Mandelentzündung gehabt habe, und dass sie so etwas bislang noch nie gehabt hätte. Insofern stellt sich der Verdacht, dass es sich um einen Staphylokokkenabszess im Auge handelt. Die Patientin hat ein Foto des Augenhintergrundes mitgebracht. Nach Aussage der Patientin habe der Tumor bei der letzten Kontrolle durch den Augenarzt bereits deutlich an Größe abgenommen. Auch sei sie komplett untersucht worden und man habe keinen Hinweis auf eine Metastasierung oder Tumorbildung an anderen Organen finden können.

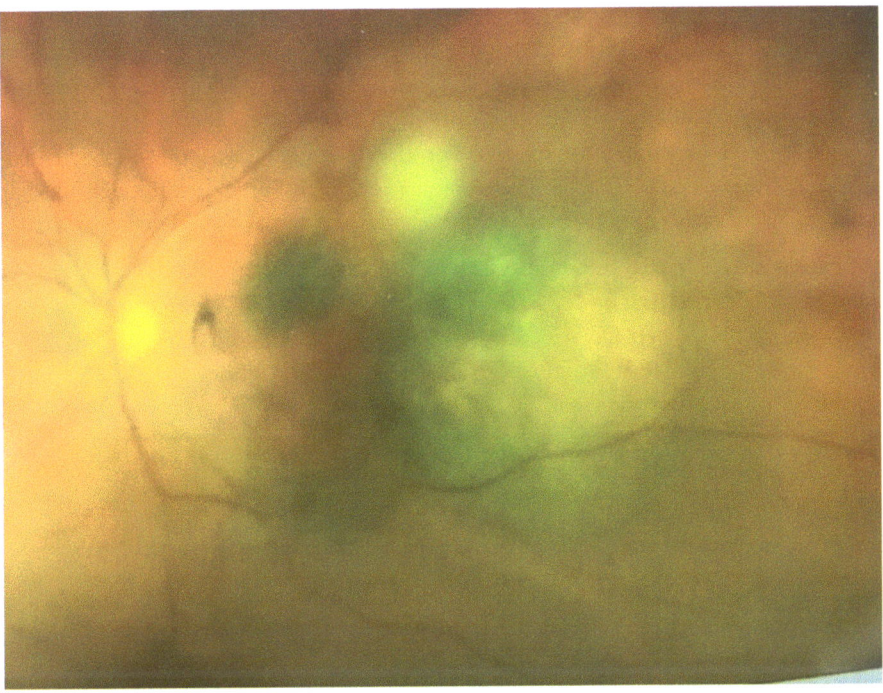

Abb. 22: Abbildung des Tumors am Augenhintergrund links. Beeindruckend ist die eitrig-gelbe Farbe des Tumors.

Bewertung: Nach Analyse aller NLS-Befunde und des von der Patientin mitgebrachten Bildes des Augenhintergrunds ergibt sich der Verdacht auf einen Staphylokokkenabszess, der durch die anamnestische Schilderung einer eitrigen Angina tonsillaris noch gestützt wird. Mit der Patientin wird ein Folgetermin vereinbart, sie erhält eine Ausleitungstherapie auf homöopathischer Basis gegen Staphylococcus aureus und Treponema pallidum.

Unstillbares Erbrechen

Anamnese: Patientin, 35 Jahre, kommt in die Praxis wegen eines unstillbaren Erbrechens während der ersten Schwangerschaft vor 3 Jahren. Der die Patientin begleitende Ehemann und die Patientin hätten gerne ein zweites Kind, allerdings bestehen Bedenken auf Grund der Komplikationen während der ersten Schwangerschaft. Da war das Problem des unstillbaren Erbrechens aufgetreten. Die Patientin musste wochenlang im Bett liegen, Medikamente gegen das Erbrechen wollte sie aus Angst vor Nebenwirkungen für das ungeborene Kind nicht einnehmen. Die Patientin stellt sich nun vor, um zu untersuchen, ob unter Umstände noch andere Faktoren eine Rolle spielen, die man aurachirurgisch behandeln könnte.

Aurachirurgie: In der aurachirurgischen Untersuchung ergeben sich keine nennenswerten Störungen. In der NLS-Analyse zeigt sich indes ein Befund im Sinne eines energetischen Defizits auf der Hypothalamussekretzelle. Im Folgenden wird eine differenzierte Analyse exemplarisch durchgeführt, die einen guten Einblick in die Arbeitsweise und auch die Validität nicht-linearer Systeme gibt.

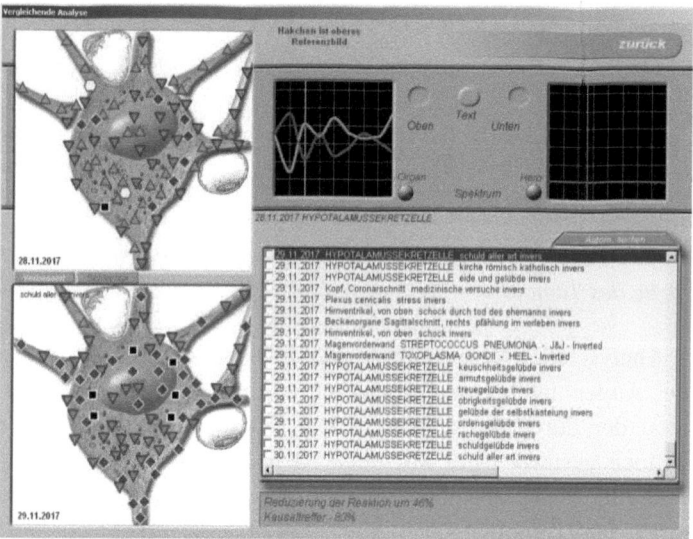

Abb. 23: *Belastung der Hypothalamussekretzelle, bei Invertierung von Schuld aller Art zeigt sich eine Reduzierung der Reaktion um 46%, d.h. der NLS-Analysebefund wird schlechter, es besteht somit keine Schuldbelastung.*

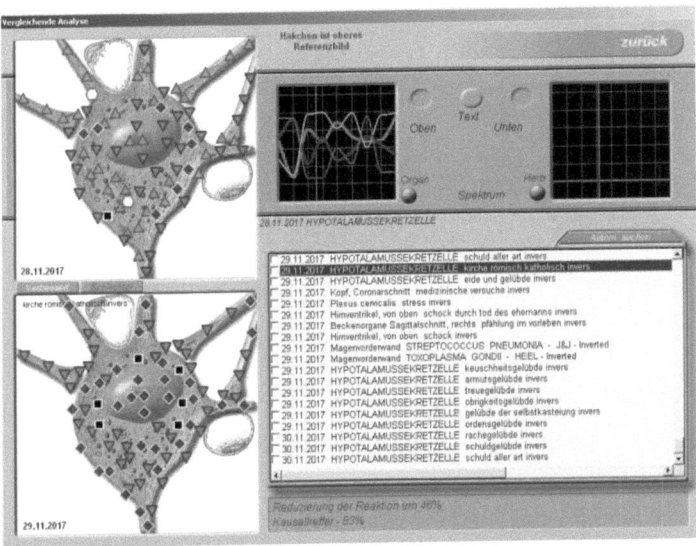

Abb. 24: *Bei Invertierung von Kirche römisch katholisch Art zeigt sich ebenfalls eine Reduzierung der Reaktion um 46%, d.h. der NLS-Analysebefund wird schlechter, es besteht somit Belastung durch die katholische Kirche.*

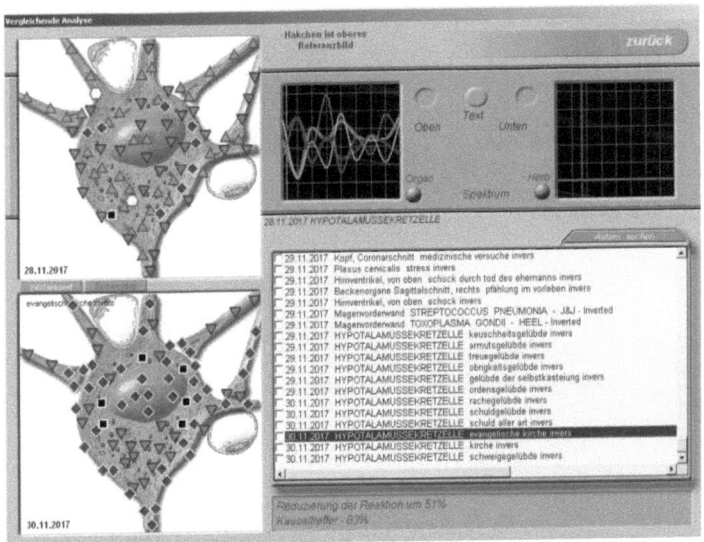

Abb. 25: *Keine Belastung durch die evangelische Kirche, bei Invertierung verschlechtert sich der energetische Befund.*

27

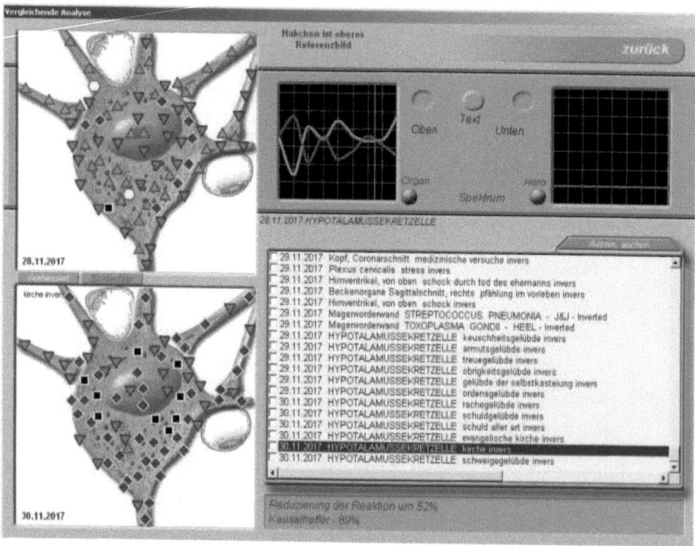

Abb. 26: *Keine Belastung durch die Kirche an sich, bei Invertierung verschlechtert sich der energetische Befund.*

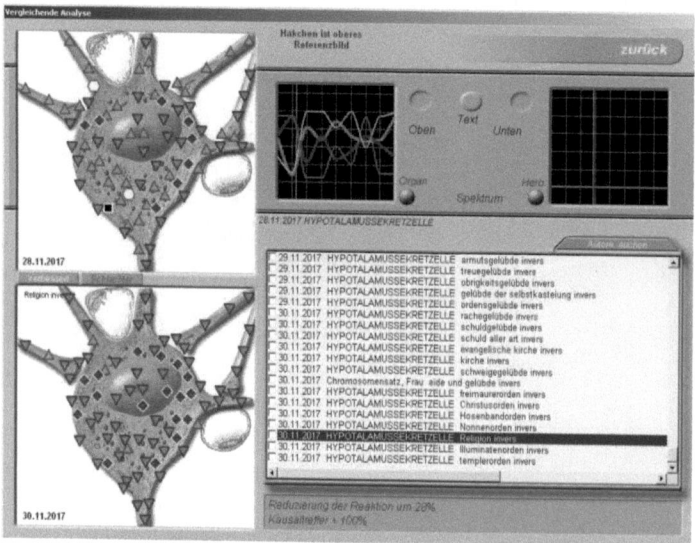

Abb. 27: *Keine Belastung durch die Religion, bei Invertierung verschlechtert sich der energetische Befund.*

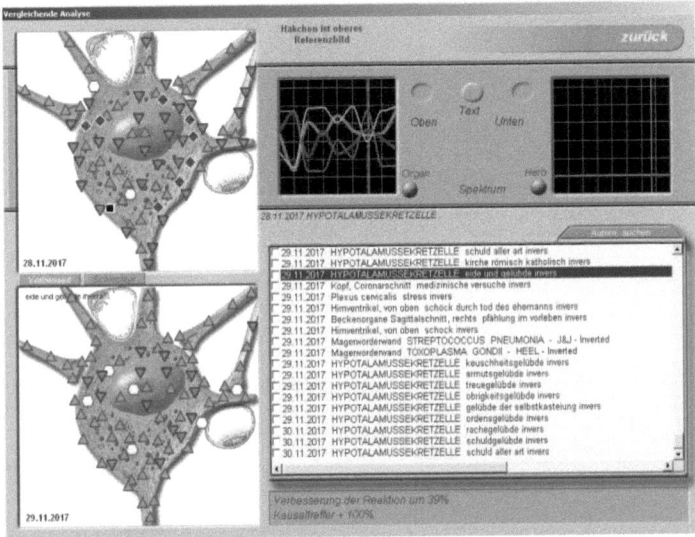

Abb. 28: *Bei Invertierung von Eide und Gelübde zeigt sich eine Verbesserung des energetischen Befundes um 39%.*

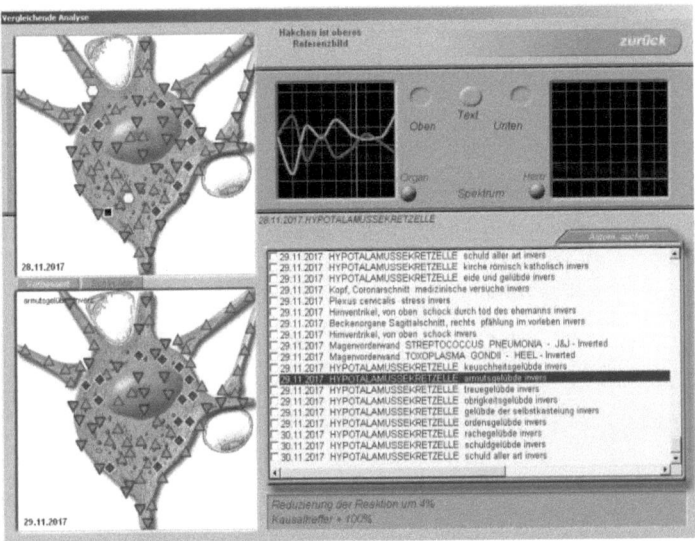

Abb. 29: *Bei Invertierung von Armutsgelübde zeigt sich eine Reduzierung des energetischen Befundes um 4%, d.h. es liegt kein Armutsgelübde vor.*

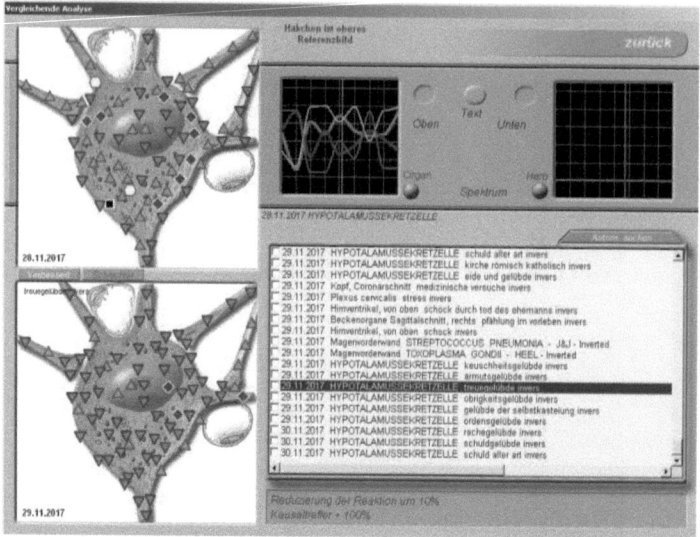

Abb. 30: *Bei Invertierung von Treuegelübde zeigt sich ein etwas unklarer Befund. Zwar wird die energetische Konstellation etwas schlechter (Verringerung um 10%), allerdings verschwinden bei einer Kausaltrefferquote von 100% alle schwarzen Markierungen und auch die Zahl der braunen Markierungen wird deutlich weniger.*

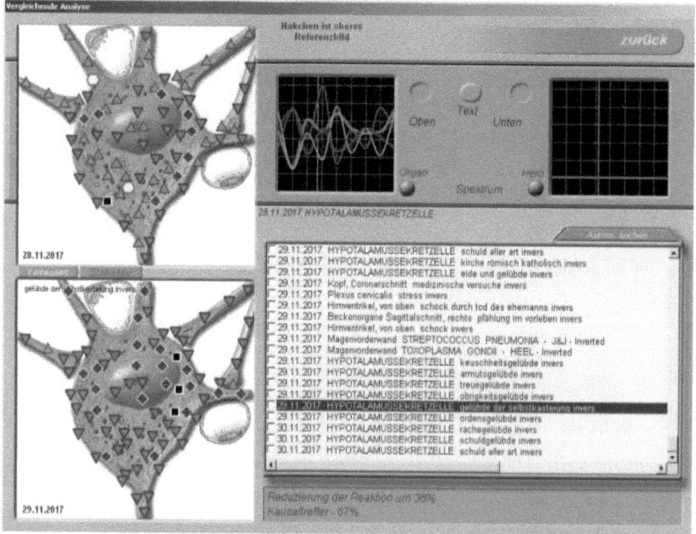

Abb. 31: *Bei Invertierung von Gelübde der Selbstkasteiung ergibt sich eine deutliche Verschlechterung des Befundes, d.h. dieses Gelübde liegt nicht vor.*

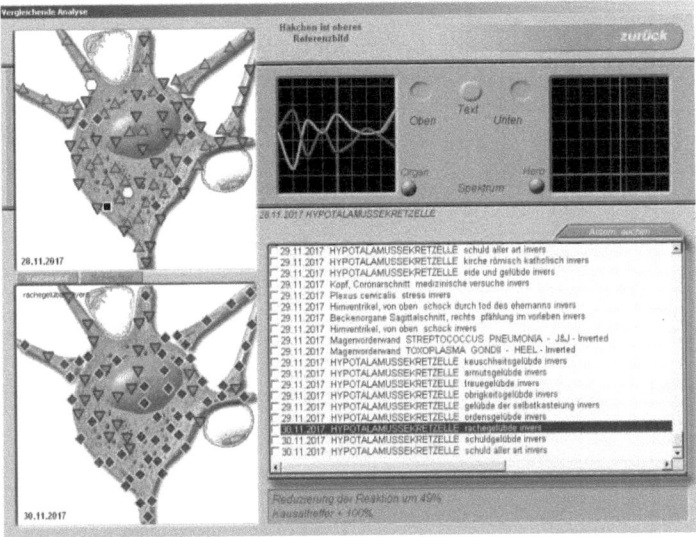

Abb. 32: *Kein Hinweis auf ein Rachegelübde.*

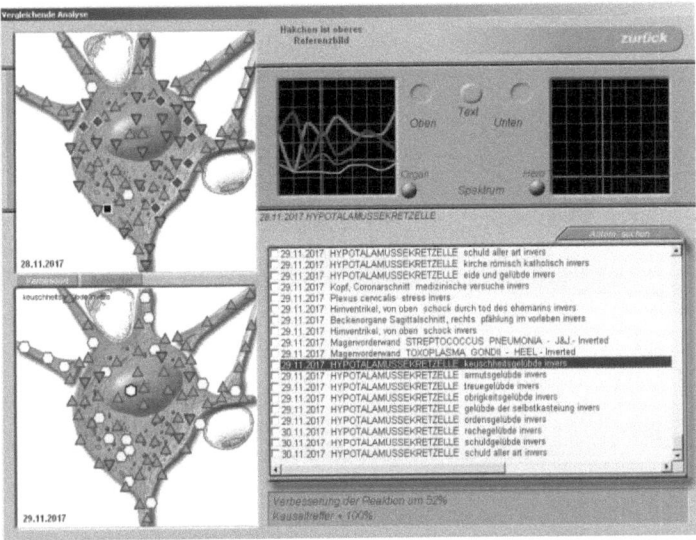

Abb. 33: *Deutliches Keuschheitsgelübde mit einer Verbesserung des energetischen Befundes um 52% bei Invertierung.*

31

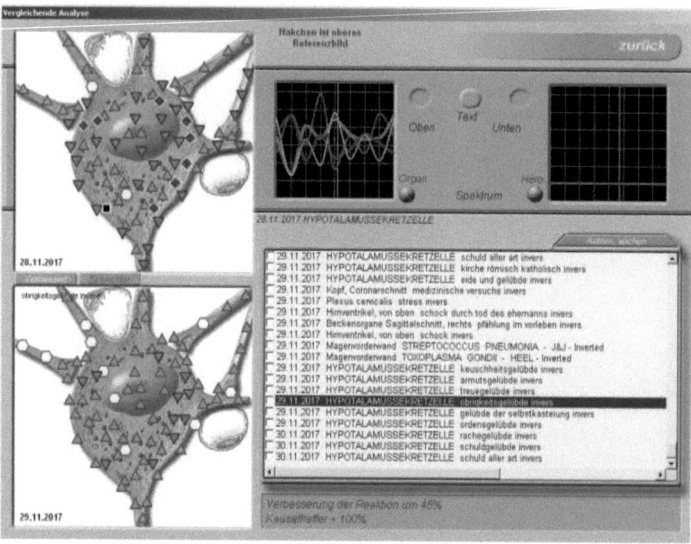

Abb. 34: *Deutliches Obrigkeitsgelübde mit einer Verbesserung des energetischen Befundes um 45% bei Invertierung.*

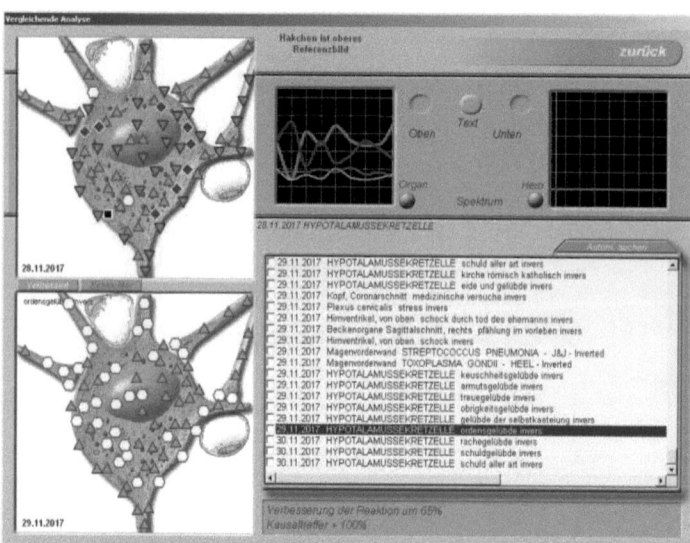

Abb. 35: *Deutliches Ordensgelübde mit einer Verbesserung des energetischen Befundes um 65% bei Invertierung.*

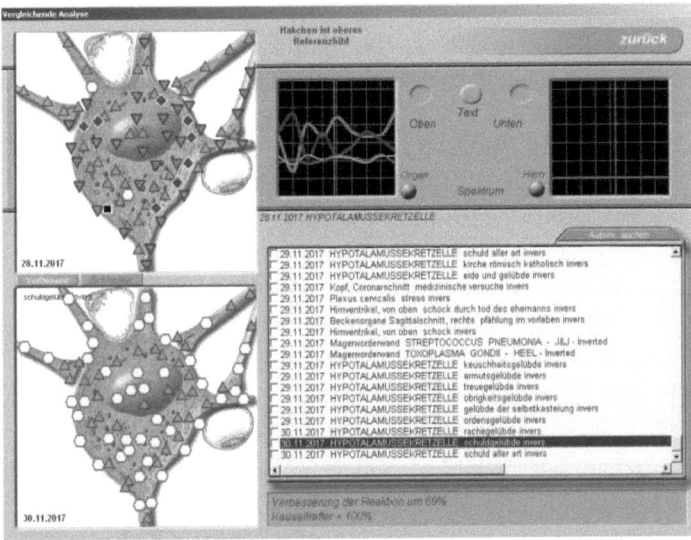

Abb. 36: *Deutliches Schuldgelübde mit einer Verbesserung des energetischen Befundes um 69% bei Invertierung.*

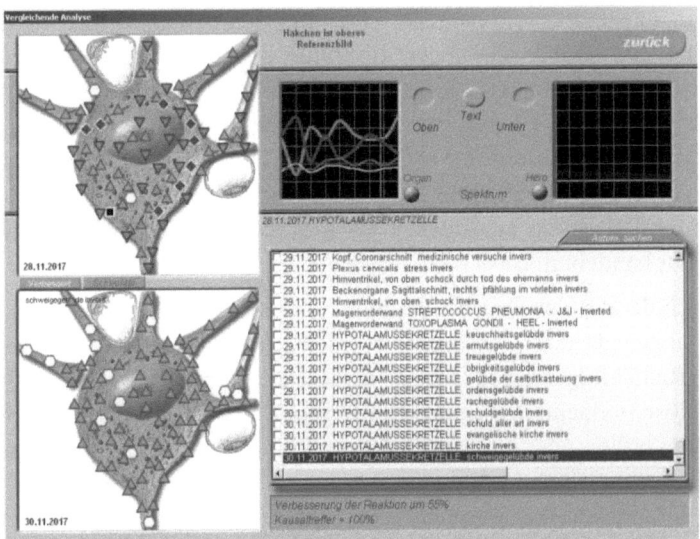

Abb. 37: *Deutliches Schweigegelübde mit einer Verbesserung des energetischen Befundes um 55% bei Invertierung.*

Bewertung: In der Schulmedizin wird die Hyperemesis gravidarum (auch un-stillbares Schwangerschaftserbrechen) als ein übermäßiges und anhaltendes, oft über den ganzen Tag wie auch nächtliches Erbrechen auch bei leerem Magen bezeichnet, das vor allem im ersten Schwangerschaftsdrittel (Trimenon) auftritt und etwa nach der 14. Schwangerschaftswoche abklingt, jedoch seltener bis jenseits der 20. Woche anhält. Vereinzelt leiden Frauen auch bis zur Geburt unter starker Übelkeit und Erbrechen. Etwa 0,5 bis 1 % der Schwangeren zeigen eine bedrohliche Hyperemesis gravidarum, die im Gegensatz zum häufig vorkommenden Schwangerschaftserbrechen (Emesis gravidarum) schwerwiegende Folgen mit erhöhter Gefährdung von Mutter und Kind nach sich ziehen kann. Wird eine Hyperemesis gravidarum unfachgemäß oder gar nicht behandelt, kann es dazu führen, dass der Leidensdruck der Schwangeren zu einer gewünschten Beendigung der Schwangerschaft führt, einzig aufgrund der unerträglichen Übelkeit und Erbrechen. Das Ernstnehmen der Patientin in ihrem Zustand und rasches therapeutisches Eingreifen sind von höchster Priorität.

In der schulmedizinischen Interpretation handelt es sich um eine hormonelle Störung, wobei noch unklar ist, ob die hohen Hormonkonzentrationen an sich die Hyperemesis auslösen, oder ob manche Menschen empfindlicher auf den normalen Hormonanstieg reagieren. In der aurachirurgischen Interpretation wird das unstillbare Erbrechen als die Reaktion auf die Schwangerschaft verstanden, die im Sinne des bestehenden Keuschheitsgelübdes einen Verstoß gegen die Ordensprinzipien darstellt. Interessant ist, dass ganz offensichtlich keine kirchliche Organisation hinter den starken Gelübden steht, die die Patientin präsentiert: Schweigegelübde, Ordensgelübde, Keuschheitsgelübde, Obrigkeitsgelübde, Schuldgelübde. Weder die katholische noch die evangelische Kirche führen bei Invertierung zu einer Verbesserung des energetischen Defizits in der NLS-Analyse. Auch die Invertierung von „Kirche" oder „Religion" haben keine mindernde Wirkung. Insofern ist davon auszugehen, dass es sich um eine nicht-kirchliche Ordensstruktur handeln muss.

Auf der Suche nach der Art des Ordens, der hier zugrunde liegt, gilt es zunächst zu eruieren, was unter „Orden" verstanden werden kann. Orden geht auf das lateinische ordo (Reihenfolge, Glied, Stand) zurück, das bereits im Mittellateinischen für „religiöse, mönchische Gesellschaft" stand. Zwischenformen waren das althochdeutsche ordina oder ordena (Ordnung, Reihe, Reihenfolge) und das mittelhochdeutsche orden (Regel, Ordnung, Auftrag, Gesetz, Rang, unter einer verbindlichen Regel lebende Gemeinschaft). Insofern steht zwar in vielen, aber keineswegs in allen Fällen eine kirchliche Institution hinter entsprechenden Ordensstrukturen, sondern es gibt ganz offensichtlich auch außerkirchliche Gemeinschaften, die sich Ordensstrukturen auferlegen. Die Verwendung des Wortes hat sich im Lauf der Zeit immer weiter auf spezielle Bereiche beschränkt. Schon früh bezeichnete Orden die Regel, unter der bestimmte christliche, später auch weltliche Gemeinschaften lebten. Davon ging es auf die Gemeinschaften selbst über und stand im Frühneuhochdeutschen dann für deren äußeren Zeichen (insbesondere für das Kreuz der Ordensritter). Zu heutigen Bedeutung „Ehrenzeichen" kam das Wort, da diese äußeren Zeichen, die ursprünglich bei der Aufnahme in eine Gemeinschaft vergeben wurden, dann auch zu deren Ehren getragen wurden.

- Arten von Orden: Bettelorden, Frauenorden, Männerorden, Mönchsorden, Nonnenorden, Predigerorden, Ritterorden

- Spezielle Gemeinschaften: Benediktinerorden, Dominikanerorden, Franziskanerorden, Jesuitenorden, Zisterzienserorden

- Christusorden, Hosenbandorden, Johanniterorden, Mercedarierorden, Santiagoorden, Schwertbrüderorden, Templerorden

- Freimaurerorden, Illuminatenorden, Palmenorden, Knight of England, Hosenbandorden

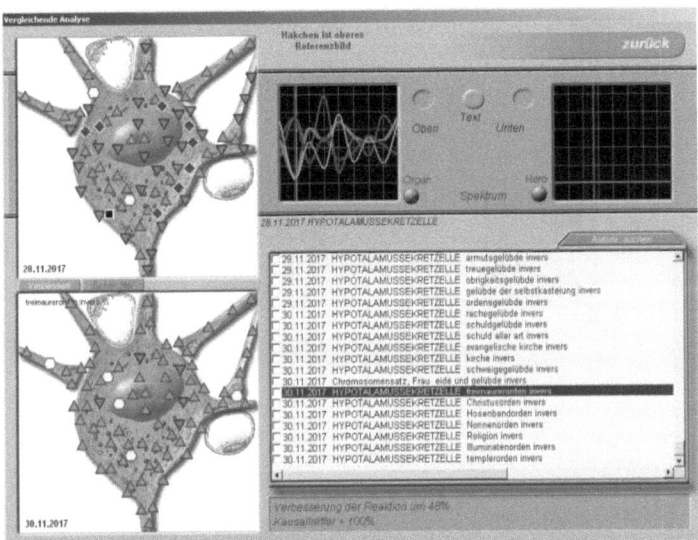

Abb. 38: Zugehörigkeit zu den Freimaurern mit einer Verbesserung des energetischen Befundes um 48%. Die Freimaurerei, auch Königliche Kunst genannt, versteht sich als ein ethischer Bund freier Menschen mit der Überzeugung, dass die ständige Arbeit an sich selbst zu einem menschlicheren Verhalten führt. Die fünf Grundideale der Freimaurerei sind Freiheit, Gleichheit, Brüderlichkeit, Toleranz und Humanität. Sie sollen durch die praktische Einübung im Alltag gelebt werden. Die Freimaurer organisieren sich in sogenannten Logen.

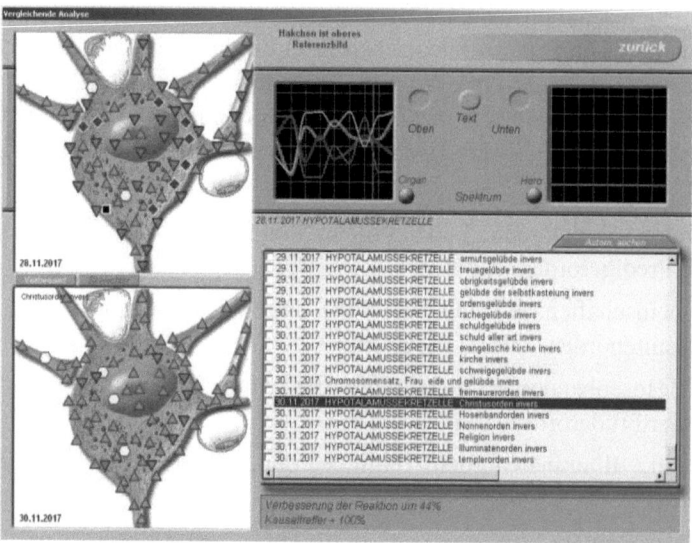

Abb. 39: *Zugehörigkeit zum Christusorden mit einer Verbesserung des energetischen Befundes um 44%.*

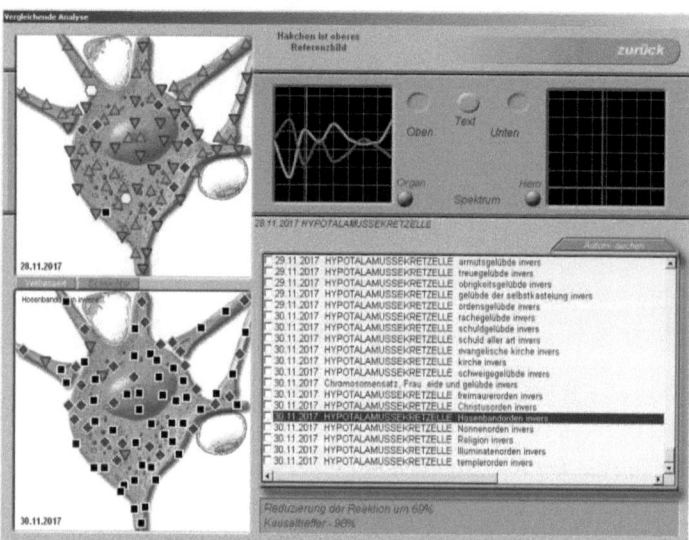

Abb. 40: *Eindeutig keine Zugehörigkeit zum Hosenbandorden. Der vom englischen König Eduard III. 1348 gestiftete Hosenbandorden ist neben dem schottischen Distelorden (The Most Noble Order of the Thistle) der exklusivste Orden Großbritanniens und einer der angesehensten Europas.*

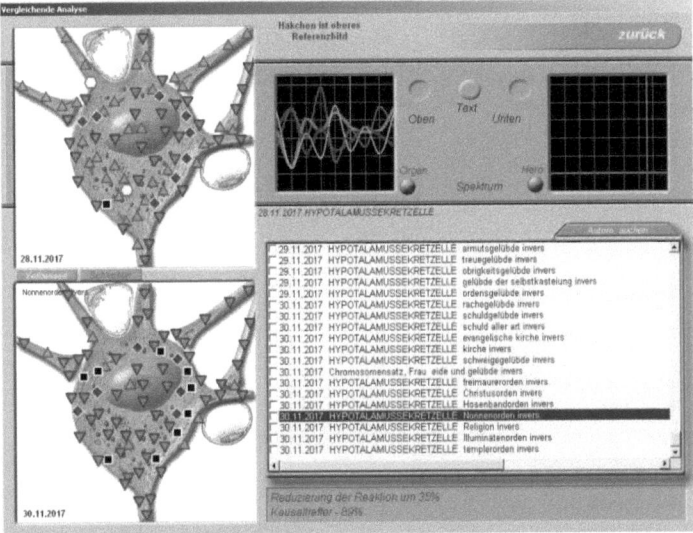

Abb. 41: *Keine Zugehörigkeit zum Nonnenorden. Der Nonnenorden ist eine christliche Ordensgemeinschaft, was durch vorherige Analyse von religiösen Gelübden bzw. energetischen Einschränkungen durch religiöse Organisationen bereits ausgeschlossen wurde..*

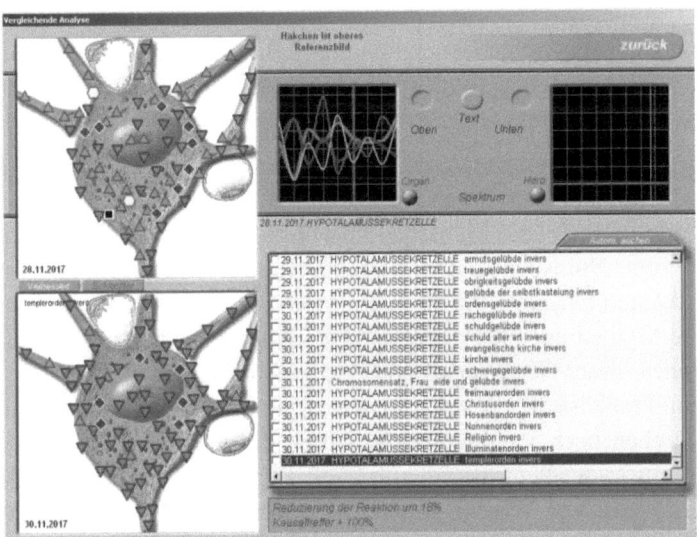

Abb. 42: *Keine Zugehörigkeit zum Templerorden. Der Templerorden war ein geistlicher Ritterorden, der von 1118 bis 1312 bestand.*

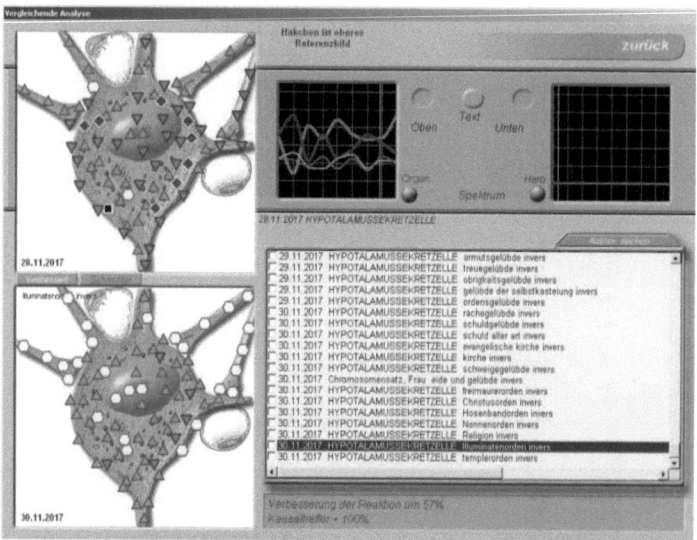

Abb. 43: *Zugehörigkeit zu den Illuminaten mit einer Verbesserung des energetischen Befundes um 57%.*

Aus der NLS-Analyse ergibt sich die Zugehörigkeit der Patientin zum Illuminatenorden. Der Patientin selbst ist davon nichts bekannt, allerdings beschreibt sie einen Zweig der Familie, der hier entsprechend konspirativ tätig gewesen sein soll. Die Familie stammt seit vielen Generationen aus Bayern. Die Interpretation der einzelnen NLS-Analyseergebnisse zeigt, dass eine Zugehörigkeit auch zum Freimaurerorden existiert, wenngleich nicht so eindeutig wie zu den Illuminaten.

Der Illuminatenorden (lat. illuminati „die Erleuchteten") war eine kurzlebige Geheimgesellschaft mit dem Ziel, durch Aufklärung und sittliche Verbesserung die Herrschaft von Menschen über Menschen überflüssig zu machen. Sie wurde am 1. Mai 1776 vom Philosophen und Kirchenrechtler Adam Weishaupt in Ingolstadt gegründet und existierte bis zu ihrem Verbot 1785 im Kurfürstentum Bayern. Zahlreiche Mythen und Verschwörungstheorien ranken sich um das angebliche Fortbestehen dieser Gesellschaft und ihre angeblichen geheimen Tätigkeiten, darunter die Französische Revolution, der Kampf gegen die katholische Kirche und das Streben nach Weltherrschaft. Mittel, die Freiheit zu erlangen, war für Weishaupt also vor allem die Bildung, und zwar nicht nur das oftmals nur äußerliche Vermitteln von Wissen, sondern in erster Linie die Bildung des Herzens, die Sittlichkeit. Diese sollte den Einzelnen befähigen, sich selbst zu beherrschen, wodurch andere Formen der Beherrschung, namentlich der „Despotismus" der absolutistischen Fürsten, aber auch der geistige Despotismus, den die katholische Kirche ausübe, überflüssig würden. Das „Sittenregiment" sei also Voraussetzung und Weg zu einer freien und gleichen Gesellschaft ohne Fürsten und ohne Kirche – eine libertäre Utopie, die der des Anarchismus recht nahekommt.

Interessant ist, dass in der NLS-Analyse auch eine Befundverbesserung in der Bewertung des Freimaurerordens auftritt, allerdings nicht so deutlich wie bei den Illuminaten. Dazu muss man wissen, dass Weishaupt im Orden der Gold- und Rosenkreuzer, einem mystisch-spirituellen Orden in der Freimaurerei, ein immer stärker werdendes Übel sah, das es zu bekämpfen gelte, dass aber die Illuminaten letztlich selbst ein Freimaurerorden sind. Über diesen Gründungsanlass der Illuminati berichtete er 1790 in seiner Schrift Pythagoras oder Betrachtungen über die geheime Welt- und Regierungskunst. Insofern gelten die Illuminaten als eine Entwicklung aus der Loge der Freimaurer, womit das NLS-Analyseergebnis erklärbar ist. Die explizit antikatholische Haltung der Illuminaten erklärt das NLS-Analyseergebnis im Zusammenhang mit der römisch-katholisch Kirche, gleiches gilt für die evangelische Kirche wie auch die Kirche im allgemeinen, wo erkennbar wird, dass eine etwaige Schuldthematik aus dem kirchlichen Umfeld nicht belastend wirkt, sondern vielmehr durch eine antikirchliche Haltung erfolgreich ausgelöscht wurde. In der Literatur zur Loge der Illuminaten gibt es unterschiedliche Aussagen zur Haltung gegenüber christlichen Grundwerten. Das Verhältnis gegenüber Religionen gilt als angespannt, was sich auch in der NLS-Analyse bestätigt. Jedoch ist davon auszugehen, dass neben der kritischen Haltung gegenüber Religionen durchaus eine positive Haltung gegenüber Christus selbst besteht. Interessant ist, wie schlüssig sich die einzelnen Gelübde hier einfügen: Schweigegelübde, Ordensgelübde, Schuldgelübde, Keuschheitsgelübde und Obrigkeitsgelübde sind für den Illuminatenorden zentrale Gelübde. Einzig beim Treuegelübde ergibt sich im vorliegenden Fall in der NLS-Analyse ein ambivalenter Befund. Andere Gelübdearten sind hier nicht von Bedeutung: Armutsgelübde, Gelübde der Selbstkasteiung oder Rachegelübde. Interessant ist auch, dass in der NLS-Analyse eine deutliche Belastung durch ein Schuldgelübde existiert. Dieser Befund ist insofern bemerkenswert, als bei der vorherigen Testung durch Invertierung von Schuld keine Verbesserung zu erkennen war. Insofern handelt es sich um unterschiedliche Begrifflichkeiten, die auch inhaltlich in der NLS-Analyse entsprechend differenziert werden müssen. Es ist ganz offensichtlich ein Unterschied, ob jemand ein Schuldgelübde hat oder tatsächlich Schuld. Oder anders formuliert: Wenn jemand ein Schuldgelübde hat, hat er nicht automatisch Schuld.

Furunkel

Anamnese: Patient, 54 Jahre, kommt in die Praxis wegen einer Furunkulose. Seit 2 Jahren habe er immer wieder Furunkel und kleine Abszesse, insbesondere im Bereich der Oberschenkel und am Gesäß, aber auch in den Achseln und inguinal. Trotz häufigen Duschens und bewusster Hygiene mit häufigem Händewaschen werde die Situation nicht besser. Er sei bei der Hautärztin gewesen, die habe ihm ein Antibiotikum verschrieben, das auch geholfen habe, jedoch kamen die Furunkel nach 2 Wochen wieder. Die mikrobiologische Untersuchung des Abzessinhalts habe einen Staphylococcus aureus offenbart. Die Hauterkrankung sei sehr unangenehm, bisweilen sehr schmerzhaft, bis die Abzesse sich häufig erst nach mehreren Wochen spontan entleeren. Die Frage ist nun, ob auf aurachirurgische Weise geholfen werden könne. Inzwischen wurden 5 Antibiotikabehandlungen durchgeführt, mit dem immer gleichen Resultat.

Aurachirurgie: In der aurachirurgischen Untersuchung ergeben sich einige karmische Muster, am stärksten das Muster der Pfählung. Der Patient gibt an, immer wieder einmal Hämorrhoiden zu haben und auch ein ganz unangenehmes Stechen zwischen den Schulterblättern. Beeindruckend ist, wie der Patient bei der Erwähnung einer Pfählung geradezu zusammen zuckt, was als eine besonders intensive Resonanz interpretiert werden kann. Auch in die kinesiologische Prüfung ergibt sich eine Eindeutigkeit.

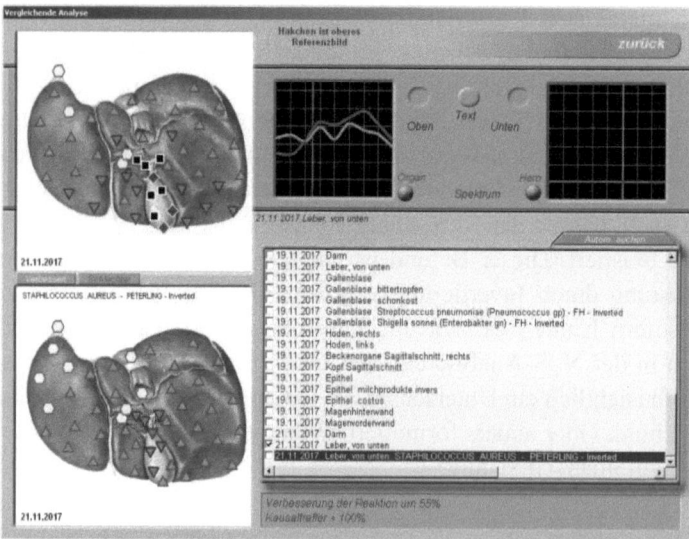

Abb. 44: *Energetische Belastung der Leber in der NLS-Analyse, bei Invertierung von Staphylococcus aureus kommt es zu einer Verbesserung um 55%.*

Bewertung: Offensichtlich ist die Gallenblase energetisch am stärksten betroffen bzw. reagiert am stärksten bei Invertierung von Staphylococcus aureus in der NLS-Analyse. Das bedeutet, dass die bakteriellen Erreger in der Gallenblase sitzen und durch antibiotische Therapien nicht erreicht werden.

Dem Patienten wird eine Sanierungsbehandlung mit Costus, einer asiatischen Wurzel, empfohlen, die als Pulver in Wasser aufgelöst und einmal täglich getrunken wird. Zusätzlich erhält der Patient einmal pro Monat eine Al-Hijama Behandlung zur Reinigung von Körper, Seele und Geist. Zusätzlich leitet der Patient mittels Globuli den Staphylococcus aureus homöopathisch aus. Nach 3 Monaten treten erstmals keine neuen Abszesse mehr auf, das Problem konnte auf diese Weise gelöst werden.

Husten

Anamnese: Patientin, 42 Jahre alt, Immobilienmaklerin, kommt in die Praxis wegen eines seit Jahren bestehenden chronischen Hustenleidens. Immer wieder sei sie in ärztlicher Behandlung gewesen, habe zahlreiche antibiotische Therapien erhalten, aber der Husten sei immer wieder gekommen oder gar nicht einmal unter antibiotischer Therapie verschwunden. Sie sei völlig verzweifelt, könne nachts kaum schlafen, weil sie von brutalen Hustenanfällen übermannt würde.

Aurachirurgie: Auch währender der aurachirurgischen Behandlung kommt es immer wieder zu massiven Hustenattacken mit einem trockenen, bellenden Husten, der die Patienten so überfällt, dass sie sich kaum auf den Beinen halten kann. Die Anfälle dauern etwa 1-2 Minuten, danach beruhigt sich die Situation allmählich wieder. Die Patienten wirkt nach jedem Anfall massiv mitgenommen und erschöpft. In der aurachirurgischen Exploration zeigt sich das karmische Muster der Schwarzen Magie in großer Intensität, v.a. im Bereich des Unterbauchs. Passend dazu berichtet die Patientin von schweren gynäkologischen Problemen, einem Abort, einer leichten Form der Endometriose sowie Zysten an den Eierstöcken und ein kleines Myom am Uterus.

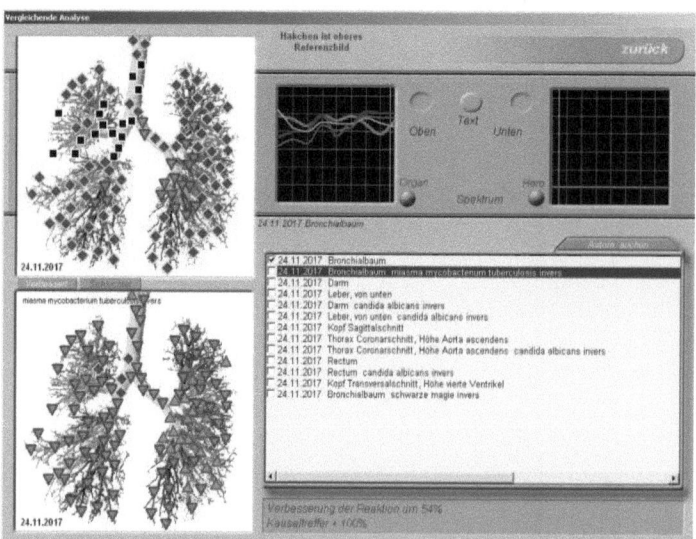

Abb. 45: *Bronchialbaum: Energetische Belastung, bei Invertierung von Mycobacterium tuberculosis kommt es zu einer Verbesserung um 54%.*

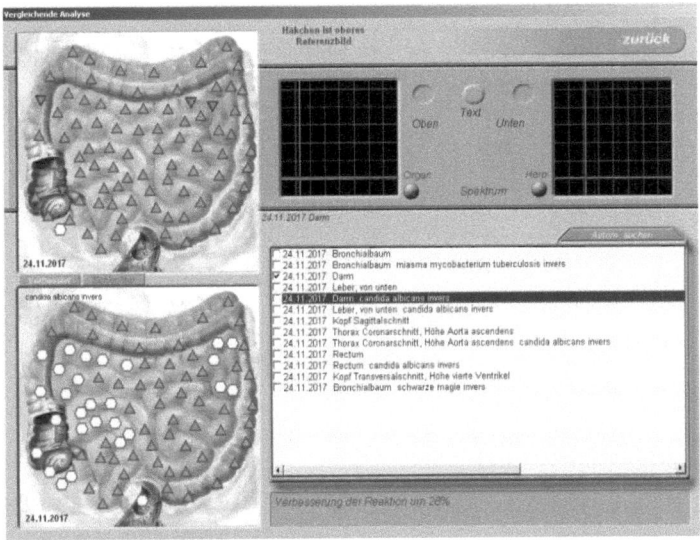

Abb. 46: *Darm: Energetische Belastung, bei Invertierung von Candida albicans kommt es zu einer Verbesserung um 28%.*

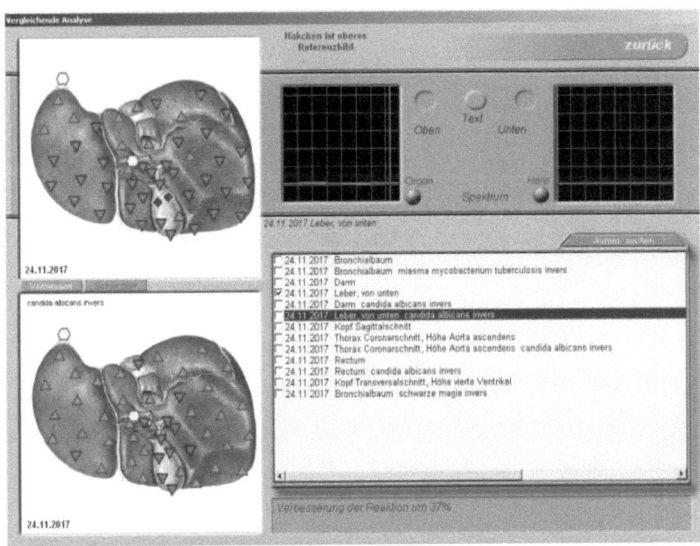

Abb. 47: *Leber: Energetische Belastung, bei Invertierung von Candida albicans kommt es zu einer Verbesserung um 37%.*

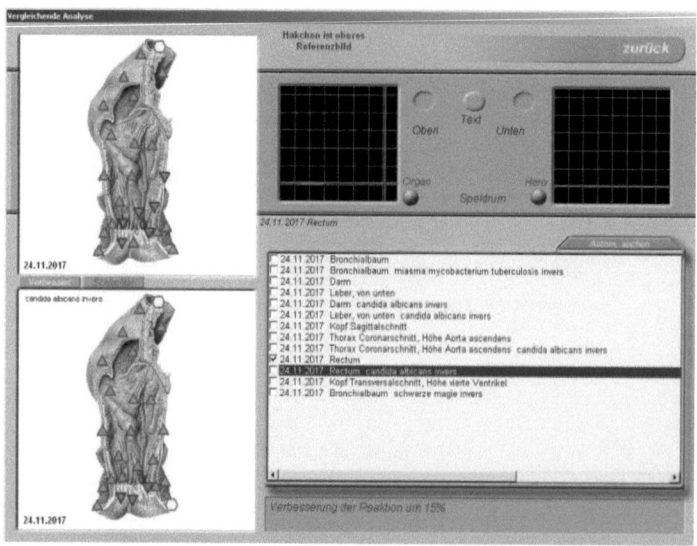

Abb. 48: *Rectum: Energetische Belastung, bei Invertierung von Candida albicans kommt es zu einer Verbesserung um 15%.*

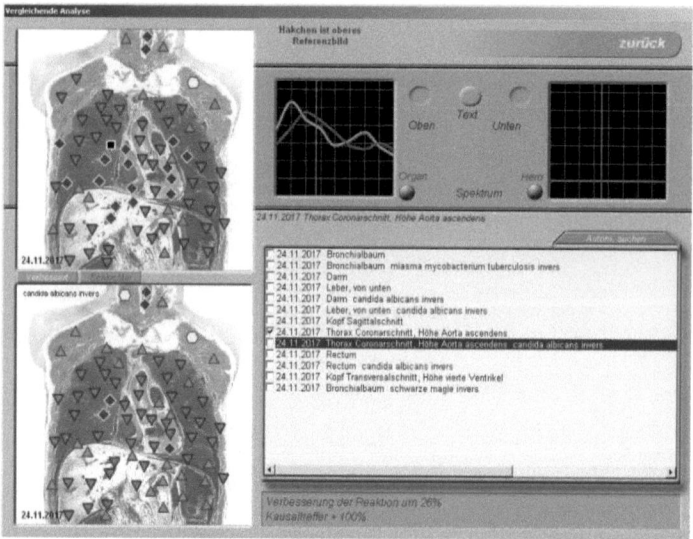

Abb. 49: *Thorax Coronarschnitt: Energetische Belastung, bei Invertierung von Candida albicans kommt es zu einer Verbesserung um 26%.*

Bewertung: Noch während der Behandlung wird der Hustenreiz schwächer, in den nächsten Wochen wird die Patientin allmählich stabiler.

Verstopfung

Anamnese: Sabine P., 46 Jahre alt, seit der Kindheit massive Verstopfung, hatte immer den Verdacht, als Kleinkind sexuell missbraucht worden zu sein.

Aurachirurgie: Bei der aurachirurgischen Exploration zeigt sich das karmische Muster der Pfählung, das entsprechend fachgerecht aufgelöst wird.

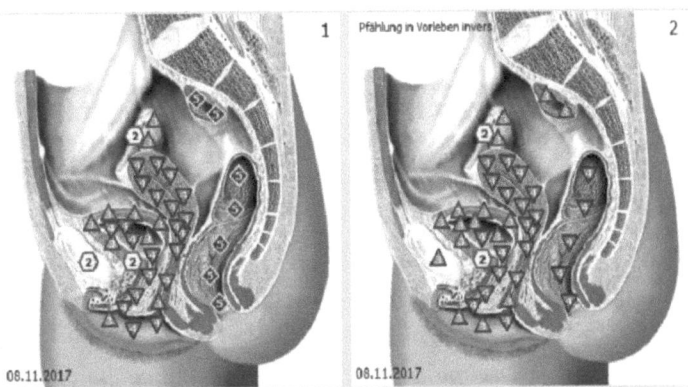

Abb. 50: Energetische Belastung Urogenitalorgane und des Rectums, bei Invertierung der Pfählung Verbesserung des Befundes um 24%.

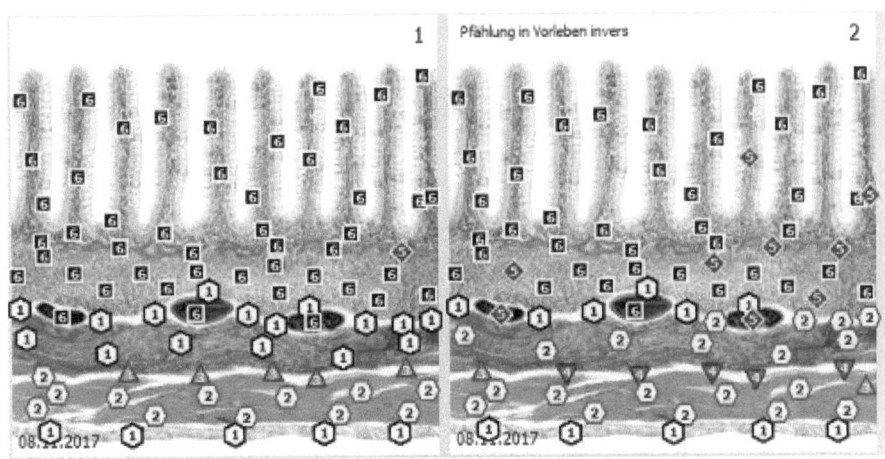

Abb. 51: Energetische Belastung der Schleimhaut im Mastdarm in der NLS-Analyse, bei Invertierung der Pfählung nur diskrete Verbesserung des Befundes um 4%.

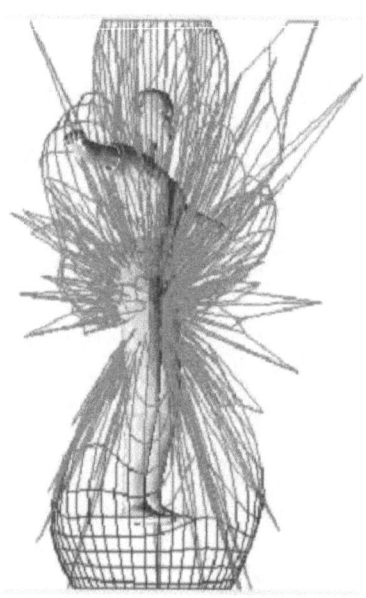

Abb. 52: *Die Auradarstellung nach Auflösung der Pfählung zeigt nach wie vor eine schwere energetische Störung mit einer Zentrierung auf den Urogenitalbereich.*

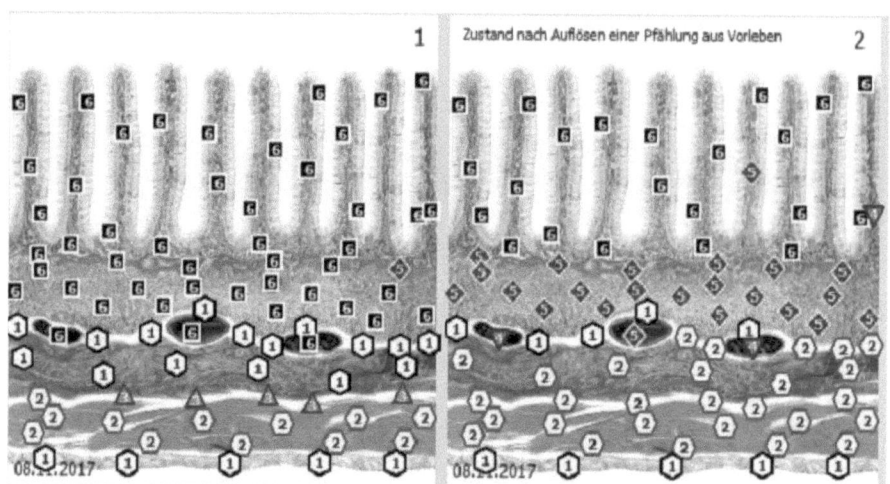

Abb. 53: *Zustand nach Auflösung der Pfählung aus dem vorherigen Leben führt zu einer Verbesserung um 24%. Nach wie vor finden sich schwere energetische Belastungen in der Darmschleimhaut des Mastdarms.*

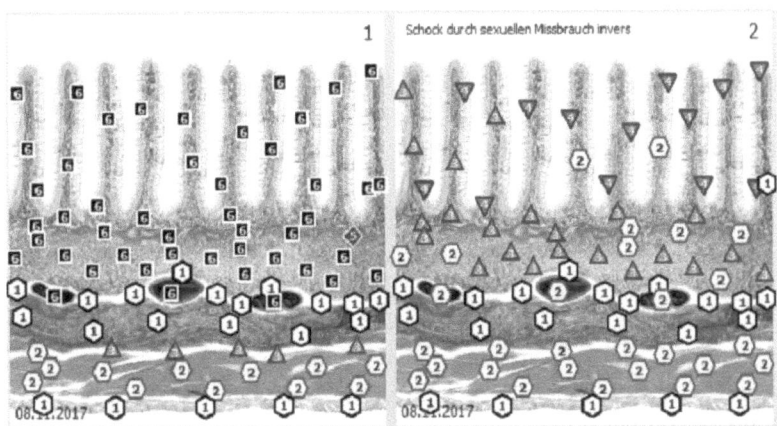

Abb. 54: Bei Eingabe von „Schock durch sexuellen Missbrauch invers" kommt es zu einer Verbesserung um 84% in der Darmschleimhaut des Mastdarms.

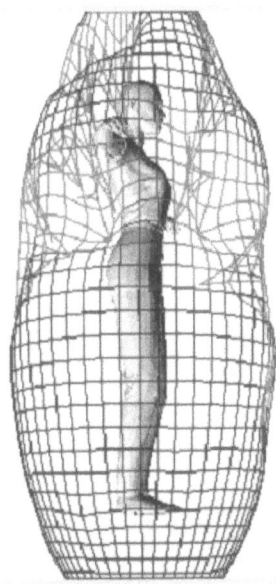

Abb. 55: Nach aurachirurgischer Behandlung (Schock durch sexuellen Missbrauch*(-1) in Wasser einrühren und trinken) deutliche Verbesserung der Aura im Sinne einer Homogenisierung.

Bewertung: Der sexuelle Missbrauch hat sich über Jahrzehnte feinstofflich im Mastdarm festgesetzt, kann dort mittels NLS-Analyse gemessen werden und äußerte sich all die Jahre als schwere Obstipation.

Halluzinationen

Anamnese: Patientin Frau H., 20 Jahre alt, kommt in die Praxis mit der Frage, ob aurachirurgische Hilfe in ihrem Fall möglich sei. Vor 11 Monaten sei bei ihr eine Schizophrenie diagnostiziert worden, von der sie sich bislang nicht vollständig erholt habe. Begonnen habe alles mit Stimmenhören, die Stimmen würden zu ihr sprechen und sie auch beleidigen, es seien aber keine Stimmen von ihr bekannten Personen. Befehle würden ihr die Stimmen nicht erteilen. Aufgetreten sei dieses Problem, nach sie ihr Chef in der Ausbildungsstelle gerügt hatte, weil sie etwas nicht zu seiner Zufriedenheit erledigte. Seit dieser Zeit sei sie nun nicht mehr arbeitsfähig und verbringe die Zeit zuhause bei ihren Eltern. Sie habe sich dann in psychiatrische Behandlung begeben, eine ambulante Tagesklinik, stationär sei sie bislang nicht untergebracht gewesen. Sie nehme jetzt seitdem die Antipsychotika Risperidon und Sequase, darunter kam es zu einer Gewichtszunahme von insgesamt 15 kg. Gegenwärtig höre sie noch einmal pro Woche die Stimmen, was sie zwar störe, woran sie sich aber inzwischen fast schon gewöhnt habe. Sie würde gerne wieder in ihre Ausbildungsstelle gehen, fühle sich dazu aber gegenwärtig nicht imstande. Sie sei weiterhin in regelmäßiger psychiatrischer Kontrolle, wobei sie vor einigen Wochen den Psychiater gewechselt habe, nachdem dieser so desinteressiert an Ihrem Verlauf war. Der jetzige Psychiater sei deutlich empathischer, dort fühle sie sich gut aufgehoben.

Aurachirurgie: Auf Grund der Schilderung handelt es sich um eine paranoid-halluzinatorische Psychose aus dem schizophrenen Formenkreis. Die Patientin wirkt geordnet, gibt an, zum gegenwärtigen Zeitpunkt keine Stimmen zu hören. Erkennbar ist eine gewisse körperliche Gebundenheit im Sinne der Akinese, verursacht durch die Antipsychotika. Affektiv wirkt sie stabil, im Antrieb reduziert. Anamnestisch bestehen keine Fremdbeeinflussungserlebnisse, die Halluzinationen seien immer akustischer Art gewesen, im Sinne von kommentierenden Stimmen, keine imperative oder dialogisierenden Stimmen. Körperlich finden sich bis auf das Übergewicht keine Auffälligkeiten.

In der aurachirurgischen Exploration zeigt sich ein Sklavenjoch in mehreren Ebenen, das eine starke Resonanz auslöst. Die Tatsache der mehreren Ebenen deutet darauf hin, dass die Joche aus verschiedenen Inkarnationsstufen stammen. Nach mehrfacher Auflösung gibt die Patientin schließlich an, dass sie jetzt eindeutig nichts mehr spüre, der Unterschied zu zuvor wird als gravierend angegeben. Besonders stark ist die Resonanz auch im Bereich der Arme und Beine, nach Entfernung der Fesseln wirkt die Patientin auch nicht mehr so stark körperlich gebunden bzw. akinetisch. Des weiteren findet sich eine schwere Belastung durch das karmische Muster der Schwarzen Magie in allen bekannten

Bereichen (siehe Lehrbuch der Aurachirurgie). Hier zeigt die Patientin insbesondere im Bereich der Brust eine deutliche Resonanz. In beeindruckender Weise schildert sie, dass sie bzgl. Selbstbewusstsein und Selbstwertgefühl ein großes Defizit empfinde, aber auch bzgl. ihrer Emotionalität. Sie habe die Empfindung, dass etwas von außen auf sie limitierend einwirkt. Sie könne sich nicht nie so richtig ausgelassen freuen, immer wieder käme so ein innerer Impuls, der ihr sage, dass etwas Schönes und Angenehmes ihr nicht zustehe, dass die Freude nicht lange anhalten werde usw. Es folgt die Auflösung des karmischen Musters der Schwarzen Magie.

In der NLS-Analyse zeigen sich ausschließlich unauffällige bzw. sogar sehr gut energetische Befunde, was angesichts der doch deutlichen psychischen Symptomatik verwundert.

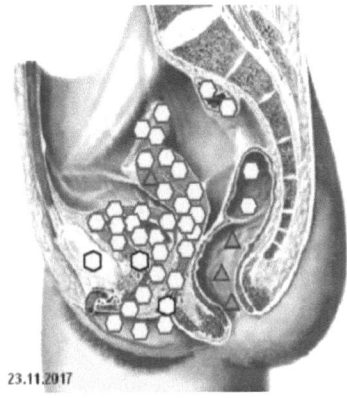

Abb. 56: *Beckenorgane: Normalbefund.*

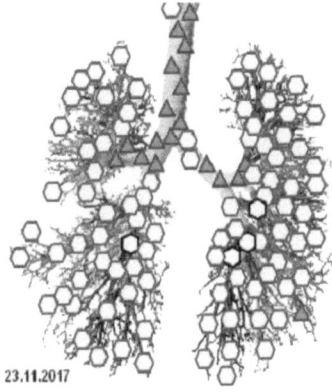

Abb. 57: *Bronchialbaum: Normalbefund.*

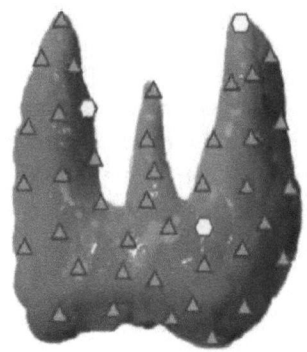

23.11.2017

Abb. 58: Schilddrüse: Normalbefund.

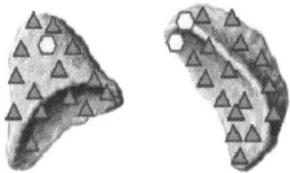

23.11.2017

Abb. 59: Nebennieren: Normalbefund.

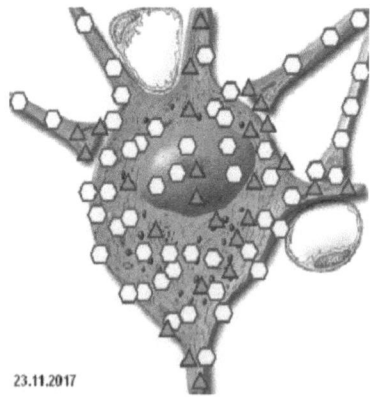

23.11.2017

Abb. 60: Hypothalamussekretzellen: Normalbefund.

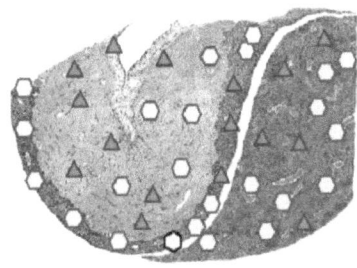

23.11.2017

Abb. 61: *Nebennieren: Normalbefund.*

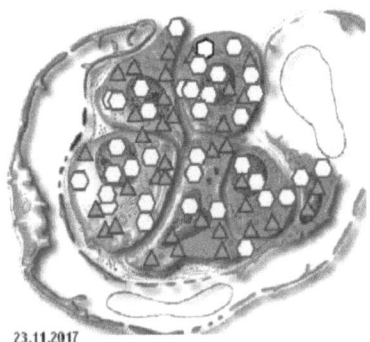

23.11.2017

Abb. 62: *Chromophile Adenozyten: Normalbefund.*

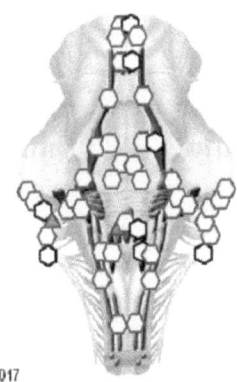

23.11.2017

Abb. 63: *Hirnstamm: Normalbefund.*

51

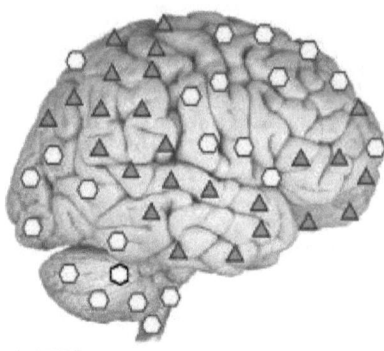

23.11.2017

Abb. 64: *Großhirn von rechts: Normalbefund.*

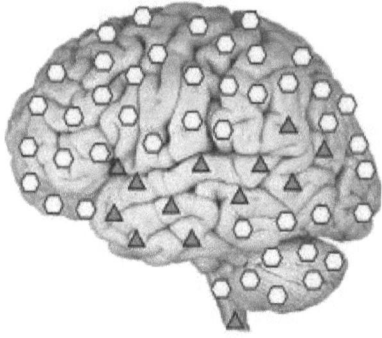

23.11.2017

Abb. 65: *Großhirn von links: Normalbefund.*

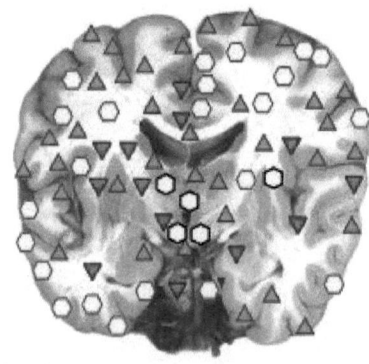

25.11.2017

Abb. 66: *Gehirnschnitt hoher Hirnstamm: Energetische Schwächen.*

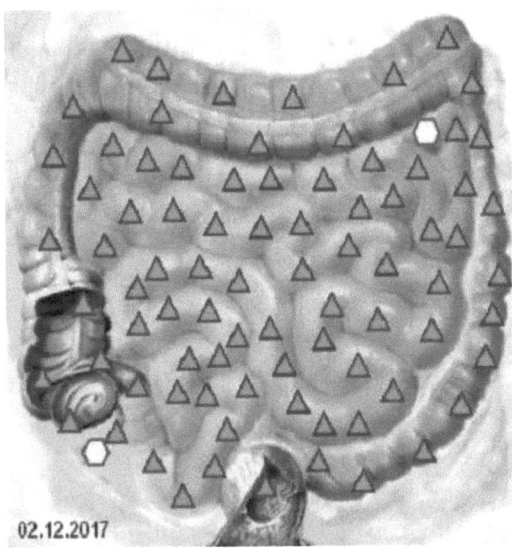

Abb. 67: *Darm: Normalbefund.*

Bewertung: Die aurachirurgische Behandlung von Patienten mit einer schizophrenen Psychose ist insofern nicht unproblematisch, als man sich als Aurachirurg auf rechtlich schwieriges Terrain begibt. Viele Aurachirurgen lehnen aus diesem Grund Behandlungen von psychisch Kranken kategorisch ab. Gleichwohl zeigt sich immer wieder, dass gerade bei psychisch Kranken karmische Muster eine große Rolle spielen, insbesondere das karmische Muster der Schwarzen Magie. Hier fällt auf, wie häufig psychiatrische Patienten in Resonanz gehen und entsprechende Untersuchungen durch den Aurachirurgen eindeutig als unangenehmes Ziehen, Druck oder Stechen am eigenen Leib verspüren. Auch der manipulative Charakter der Schwarzen Magie im Sinne der Verfluchung erinnert in geradezu auffälliger Weise an die Manipulationen im Sinne von Fremdbeeinflussungserlebnissen, denen schizophrene Patienten ausgesetzt sind, ebenso der limitierende Impuls im emotionalen Erleben, wie dies von der Patientin beschrieben wird. Der Begriff der Fremdbeeinflussungserlebnisse gehört zum psychiatrischen Standardvokabular und wird in diesem Sinne als diagnostisches Kriterium in der psychiatrischen Anamnese und Klassifikation von schizophrenen Psychosen verwendet. Halluzinationen, insbesondere die kommentierenden und v.a. aber auch die imperativen Stimmen, besitzen einen manipulativen Aspekt, der nicht von der Hand zu weisen ist. Zwar ist die akinetische Nebenwirkung von Antipsychotika bekannt, indem die Patienten sich nicht mehr so frei bewegen wie sonst, jedoch zeigt der vorliegende Fall, dass die Entfernung von Fesseln an Armen und Beinen durchaus befreienden Charakter besitzt, so dass nach der aurachirurgischen Behandlung die Akinese bei weitem nicht mehr so ausgeprägt ist wie zuvor. Dass in den NLS-Analysen nicht zu sehen ist bzw. dass die energetischen Befunde sogar sehr gut sind, überrascht nicht, zumal typischerweise in den bildgebenden Verfahren der Schulmedizin in solch frühen Stadien schizophrener Psychosen typischerweise nicht zu sehen ist. Was indes doch verwundert, ist, dass trotz der ausgeprägten klinischen Befunde von Sklavenjoch und Schwarzer Magie keine energetischen Analogien in den NLS-Analysen zu sehen sind.

Folgende Aspekte sind zu berücksichtigen:

- ☐ Testung in der NLS-Analyse auf Belastung durch Schuld, Eide und Gelübde, sichtbar im Bereich der Hypothalamussekretzellen, chromophilen Adenozyten, Thymus, Nebennieren, Pankreas u.v.m., bei positivem Befund entsprechende Therapie durch Auflösung.

- ☐ Testung auf Belastung durch Treponema pallidum, Toxoplasmose, Ebstein Barr Virus, bei Hinweis auf Selbstzerstörungsprogramme, v.a. im Roten Knochenmark in der NLS-Analyse, bei positivem Befund entsprechende Therapie durch inverse Programmierung und Ausleitung.

- ☐ Testung auf Belastung durch karmische Muster wie z.B. Schwarze Magie, bei positivem Befund entsprechende Therapie durch Auflösung.

- ☐ Auflösung von karmischen Mustern, insbesondere Sklavenjoch.

- ☐ Die energetische Stimulierung der Zirbeldrüse steht im Vordergrund mit dem Versuch, die metabolisch-sekretorische Leistung zu erhöhen.

Gerade in der Diagnostik von psychiatrischen Erkrankungen offenbart die Aurachirurgie ihre große Stärke. Die Aurachirurgie liefert hier einen für beide Seiten, Arzt wie Patient, befriedigenden Ansatz, indem sie die metaphysischen Reflexionen in einem persönlichen Ganzheitsdenken integriert und damit die hippokratische Idee des Berufes wieder verwirklicht. Der Schweizer katholische Theologe und Schriftsteller Josef Vital Kopp schreibt bereits 1964: *„Der Schwund an metaphysischem Denken in der Schulmedizin ist auch für den Arzt persönlich ein Verlust. Die Frage nach dem transzendenten Grund alles Seins ist für jeden wirklich reflektierenden Menschen unausweichlich. So muss auch der Arzt selbst nach einer metaphysischen Deutung des Krankheitsgeschehens und damit nach einem tieferen Sinn seines beruflichen Bemühens verlangen. Dass heute viele Vertreter der Heilkunst auch in diesem Sinne Gefahr laufen, nur noch Mediziner und nicht mehr Ärzte zu sein, gehört mit zu den gegenwärtig vielfach geführten Klagen über die Bedrohung der Idee des Arztes. In der Praxis behilft man sich mit dem Hinweis auf die Religion. Der Schulmediziner entschuldigt sich, es sei Sache der Theologie oder Philosophie, den naturwissenschaftlich nicht klärba-*

ren ‚metaphysischen Rest' zu lösen. Auch der Patient hilft sich über die mangelnde transzendente Durchdringung des Krankheitsgeschehens hinweg, indem er bei irgendwelchen Philosophemen Zuflucht sucht oder, sofern er gläubig ist, von religiösen Praktiken Heilung und, falls sich diese nicht einstellt, für das innerlich nicht bewältigte Leiden im Jenseits Vergeltung erwartet. So wird das Fehlen des transzendenten Elements in der ärztlichen Betreuung in vielen Fällen psychologisch kompensiert, doch in Wirklichkeit nicht aus der Welt geschafft."[2]

---

[2] Der Arzt im kosmischen Zeitalter, Josef Vital Kopp, Luzern 1964

Blindheit

Anamnese: Die folgende Casuistik beschreibt exemplarisch den aurachirurgischen Diagnostikprozess mit Hilfe der nicht-linearen Systemanalyse und zeigt, wie schwierig solche diagnostischen Prozesse sein können. Es handelt sich um einen 61-jährigen Mann in einem guten Allgemeinzustand, der seit 4 Jahren erblindet ist. Über Jahrzehnte litt er nach eigenen Angaben unter einer erheblichen Myopie (Kurzsichtigkeit) mit zuletzt 16 Dioptrien, die allmählich in eine Blindheit übergegangen sei. Das linke Auge sei immer schlechter gewesen und entsprechend auch früher erblindet als das rechte. Seine 3 Geschwister hätten ebenfalls mit den Augen zu tun, ein Bruder sei ebenfalls stark kurzsichtig, allerdings nicht so ausgeprägt, dass bei ihm eine Blindheit drohe. Ansonsten sei er gesund, kein Diabetes mellitus, keine Unfälle, keine entsprechenden Augenprobleme bei den Vorfahren. Die Augenärzte würden ihm keine Hoffnung mehr machen: Zwar hätten die Augen noch eine geringe Restfunktion, allerdings reiche die nicht aus, um im täglichen Leben noch aktiv teilhaben zu können.

Bei der Untersuchung zeigt sich ein amaurotischer Patient, der die Augen in der für Blinde typischen geschlossenen Position hält. Er kommt in Begleitung seiner erwachsenen Tochter, die ihn führt.

Sämtliche karmischen Muster ergeben in der Prüfung keinen Befund, wobei auffällt, dass der Patient sehr schnell und resolut verneint, sobald der Arzt fragt, ob er bei dieser oder jener Prüfung irgendeine Empfindung verspüre.

Im Rahmen der NLS zeigt sich eine deutliche energetische Belastung im Bereich beider Augen, wobei andererseits erkennbar ist, dass durchaus noch Restenergien in beiden Augen stecken und somit die Amaurose nicht vollständig ist. Darüber hinaus findet sich eine massive Belastung der Hypothalamussekretzellen. Die Invertierung von Schuld sowie von Eiden und Gelübden ergibt eine erhebliche Verbesserung des Befundes von bis zu 57%. Auf die Frage, was hier der Grund für die Belastung sein könne, hat der Patient wiederum eine sehr schnelle Antwort parat, nämlich dass er sich nichts dergleichen vorstellen könne. Selbst als seine Tochter ihn auf einen psychisch belastenden Umstand aus der Familiengeschichte hinweist, wiegelt der Patient ab und meint, das sei ohne Belang und spiele hier in diesem Zusammenhang mit Sicherheit keine Rolle. Alle Versuche, durch gezielte Fragen im NLS der Sache auf die Spur zu kommen, scheitern. Weder ist es ein Problem mit der Kirche, beispielsweise in Form einer Kastration im Vorleben, noch ergeben sich konkrete Hinweise auf die Art des Gelübdes, welches wohl in der Vergangenheit geleistet wurde.

Therapeutisch bleibt letztlich nichts anderes übrig, als den Patienten auf die Belastung durch Schuld, Eide und Gelübde in der NLS hinzuweisen und mit ihm die in der Aurachirurgie übliche Auflösungsprozedur durchzuführen, die der Patient mehr oder weniger bereitwillig mitmacht. Nach der Auflösungsprozedur werden die Hypothalamussekretzellen nachgemessen, die Belastungen im NLS sind verschwunden. Ohne erkennbare subjektive und objektive Verbesserung der klinischen Symptomatik verlässt der Patient enttäuscht die Praxis.

Mehrere Tage nach Durchführung der Auflösungsprozedur misst der Arzt die Werte nochmals nach bzw. führt eine entsprechende Nachuntersuchung im NLS ohne Beisein des Patienten durch. Und hier zeigt sich plötzlich eine Überraschung: War die Belastung im Bereich beider Augen im NLS zum Tag der Behandlung noch massiv vorhanden, so hat sich diese Situation im rechten Auge, das in der Vergangenheit immer schon das bessere gewesen war, innerhalb von wenigen Tagen erheblich verbessert. Der Befund auf dem linken Auge bleibt auch Tag nach der Behandlung konstant schlecht.

Klinisch findet sich tatsächlich eine diskrete Verbesserung, indem das Sehvermögen auf dem rechten Auge zunimmt. Die Sehleistung steht bei diesem Patienten somit in unmittelbarem Zusammenhang mit der karmischen Belastung von Schuld, Eiden und Gelübden. Auch wenn der Patient zum Zeitpunkt der Exploration nicht bereit oder fähig ist, anzugeben, welche Schuld oder welche Eide und Gelübde für die erkennbare Belastung im NLS verantwortlich sein könnten, so hat doch die Auflösungsprozedur erkennbaren Nutzen mit einer entsprechenden klinischen Verbesserung gebracht.

Im Folgenden findet sich eine Bildersequenz von NLS-Analysen, die zeigt, was im Einzelnen zu untersuchen ist und wie sich die Befunde vielfach nach Auflösungsprozeduren verändern.

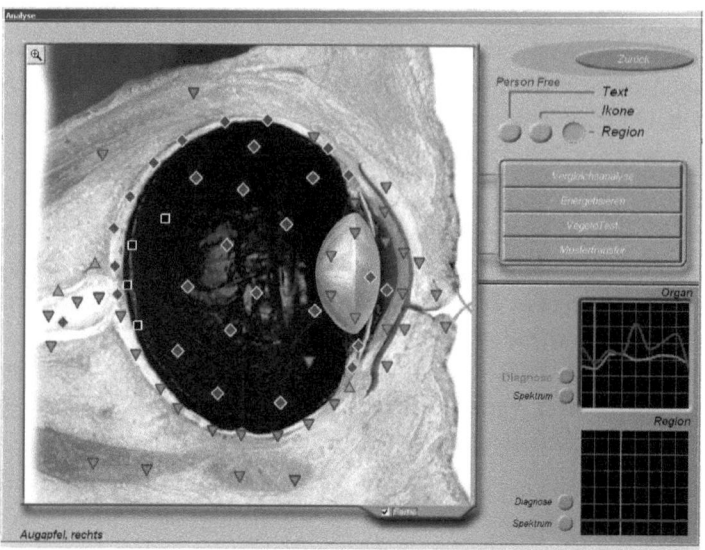

Abb. 68: *Rechtes Auge: Erkennbar sind die vielen dunklen Markierungen, Rauten = Stufe 5 oder gar Quadrate = Stufe 6 in allen Bereichen des Auges. Gleichzeitig existieren aber auch Bereiche mit Stufe 3 und Stufe 4 als Zeichen, dass das Auge an vielen Stellen noch energetisch aktiv ist.*

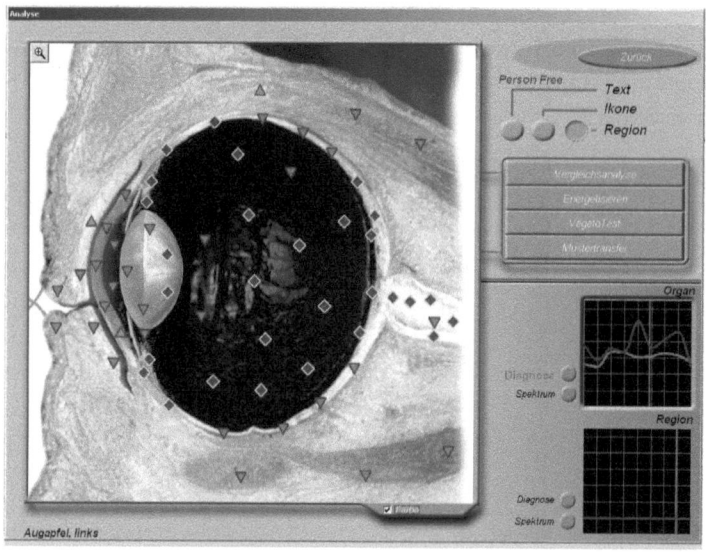

Abb. 69: *Noch deutlicher Befund am linken Auge, insbesondere im Bereich des Sehnerven mit dunklen Rauten (Stufe 5), passend zur Beschreibung des Patienten, dass das linke Auge früher und schwerer betroffen war als das rechte.*

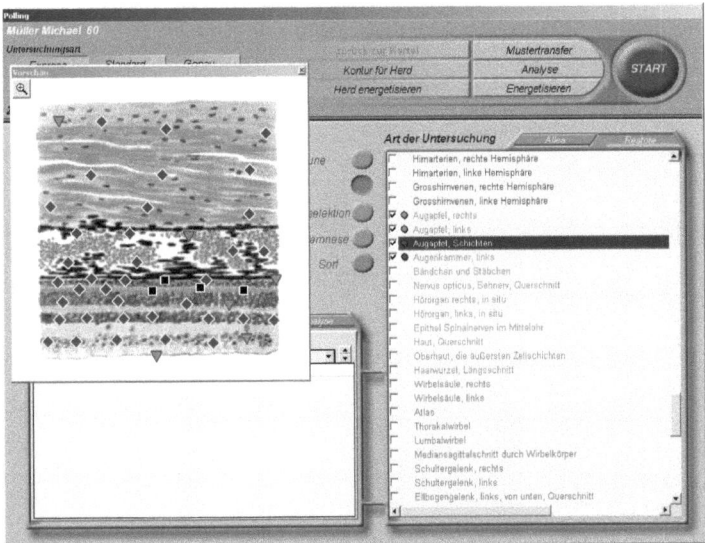

Abb. 70: *Schichten des Auges im Längsschnitt, erkennbar sind die vielen dunklen Markierungen, Rauten = Stufe 5 oder gar Quadrate = Stufe 6 in allen Schichten des Auges.*

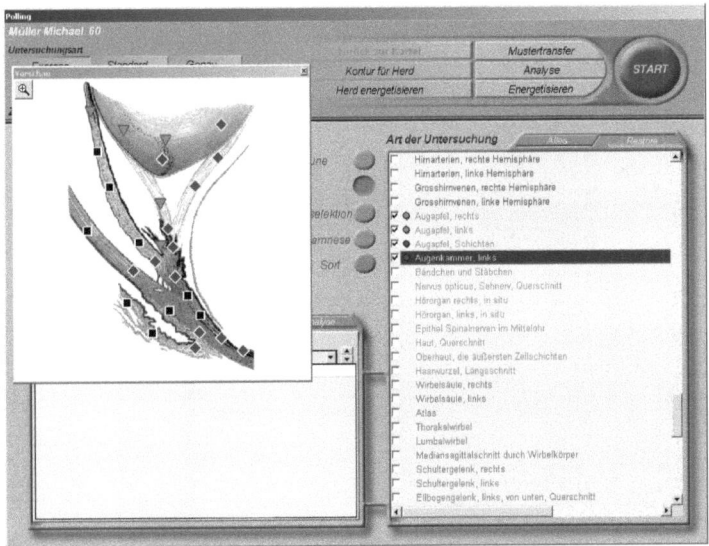

Abb. 71: *Augenkammer links: Erhebliche energetische Belastungen in Form von dunklen Markierungen, Rauten = Stufe 5 oder gar Quadrate = Stufe 6 im Bereich des Augenwinkels, der bei starker Myopie typischerweise sehr eng ist und zu Glaukomproblemen führt.*

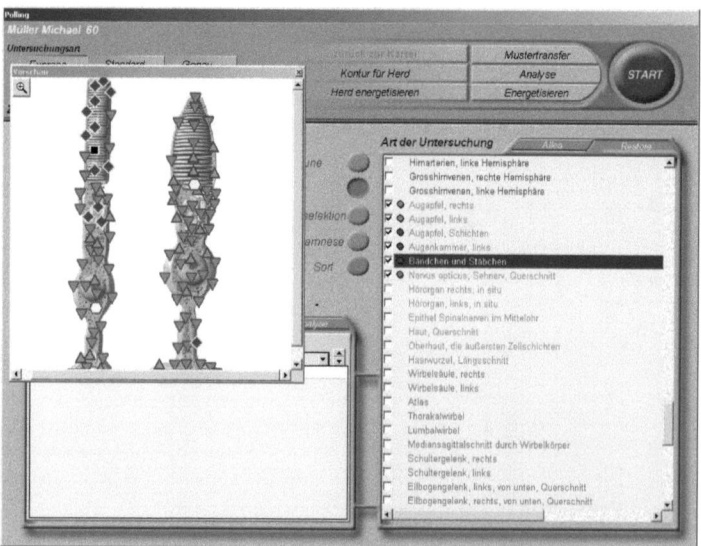

Abb. 72: *Erhebliche energetische Belastungen in Form von dunklen Markierungen, Rauten = Stufe 5 oder gar Quadrate = Stufe 6 im Bereich der Stäbchen, an den Zapfen dagegen hauptsächlich Dreiecke der Stufe 3 und 4, was energetisch somit eher günstig ist.*

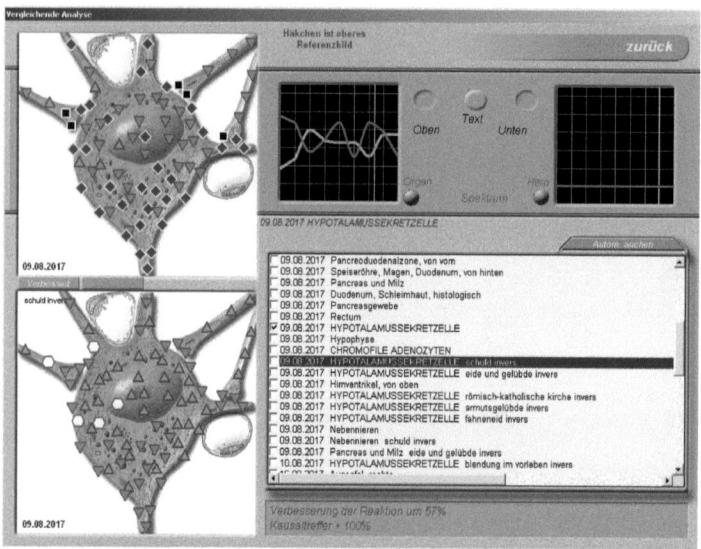

Abb. 73: *Erhebliche energetische Belastung im Bereich der Hypothalamussekretzelle, bei Invertierung von Schuld deutliche Besserung um 57%.*

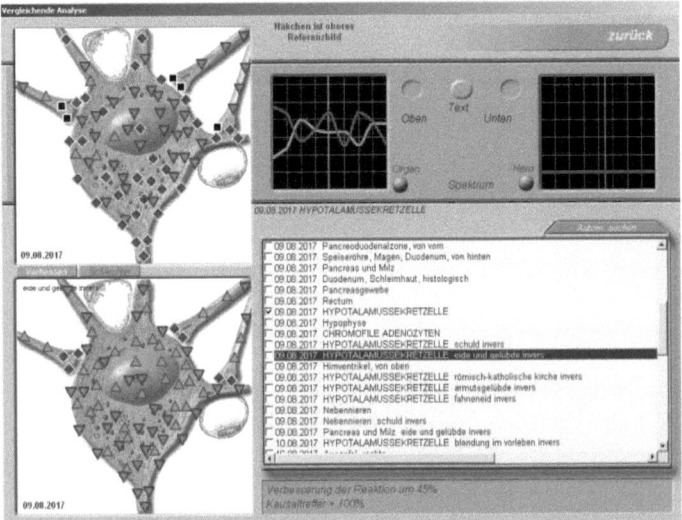

Abb. 74: *Erhebliche energetische Belastung im Bereich der Hypothalamussekretzelle, bei Invertierung von Eide und Gelübde deutliche Besserung um 45%.*

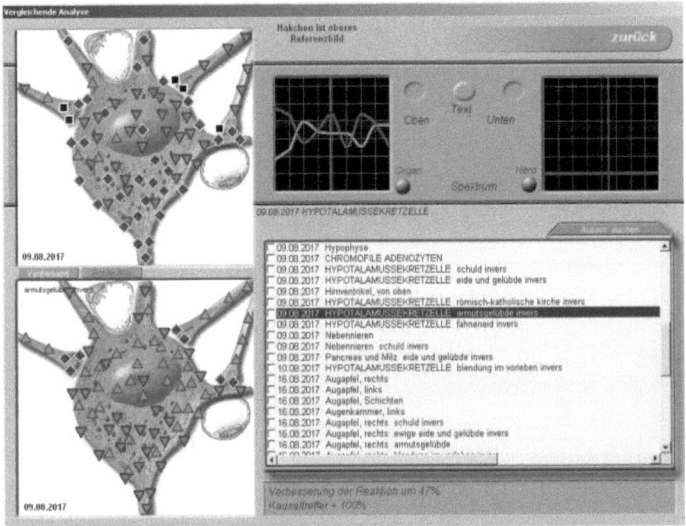

Abb. 75: *Erhebliche energetische Belastung im Bereich der Hypothalamussekretzelle, bei Invertierung von Armutsgelübde deutliche Besserung um 47%. Der Patient ist katholisch, die Invertierung der katholischen Kirche ergibt dagegen keine Veränderung. Letztlich bleibt unklar, was der genaue Grund ist.*

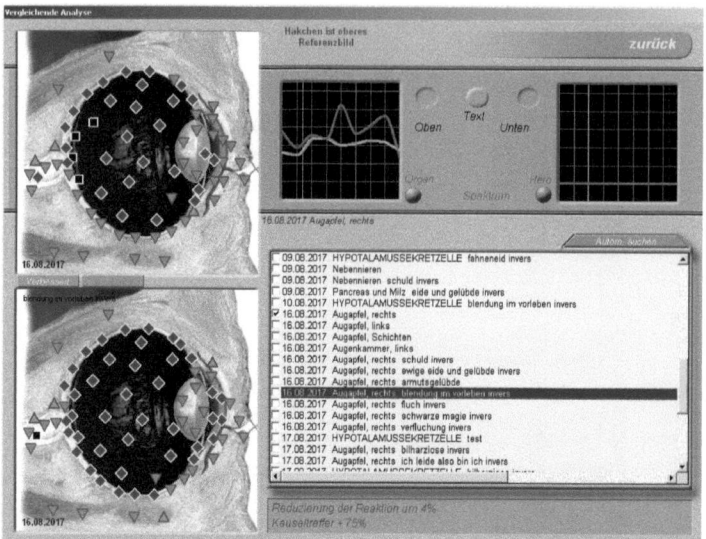

Abb. 76: *Keine Veränderung des energetischen Befundes am Auge durch Invertierung von „Blendung im Vorleben". Auch andere Invertierungsversuche bleiben ohne greifbares Resultat.*

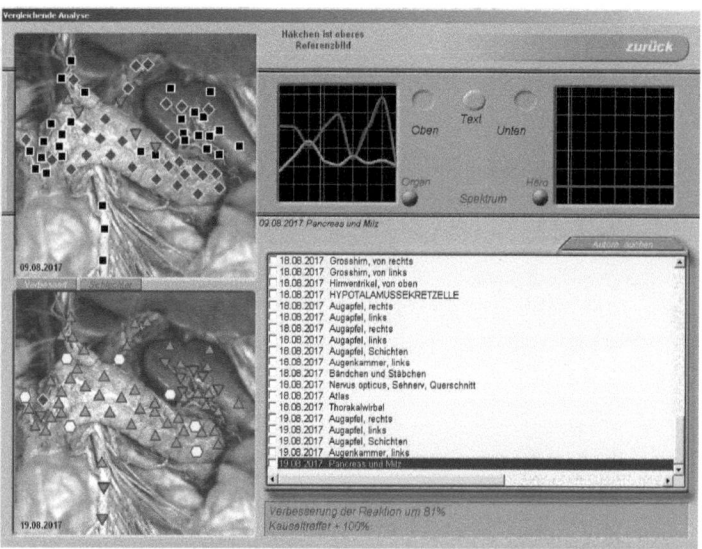

Abb. 77: *Deutliche Verbesserung des energetischen Befundes im Bereich von Pankreas und Milz um 81% bei Nachmessung des Befundes 10 Tage nach der Auflösungsprozedur.*

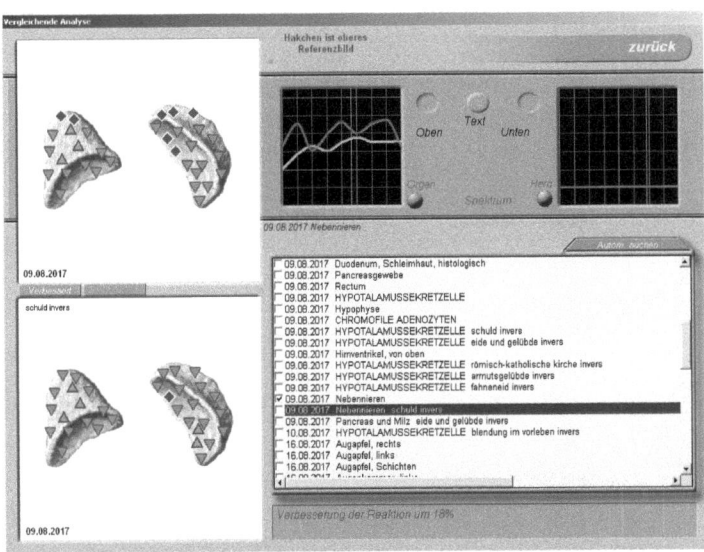

Abb. 78: *Verbesserung des energetischen Befundes der Nebennieren um 18% bei Nachmessung des Befundes 10 Tage nach der Auflösungsprozedur.*

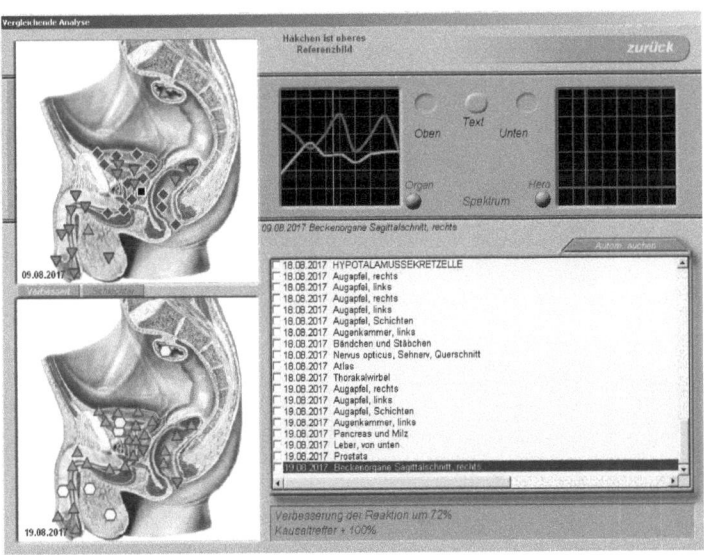

Abb. 79: *Unmittelbar nach Durchführung der Auflösungsprozedur sowie in der Nachmessung 10 Tage danach zeigt sich eine erhebliche Differenz zum schwer belasteten Ausgangsbefund der Beckenorgane, insbesondere Harnblase und Prostata, die energetische Verbesserung in der NLS beträgt 72%.*

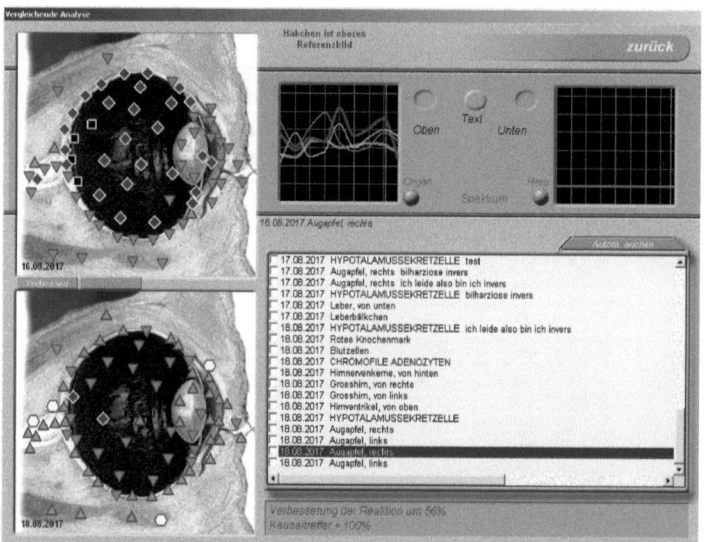

Abb. 80: *Nicht unmittelbar, aber einige Tage nach der Auflösungsprozedur von Schuld, Eiden und Gelübden zeigt sich am rechten Auge eine deutliche energetische Verbesserung um 56%, die im weiteren Verlauf auch stabil erhalten bleibt.*

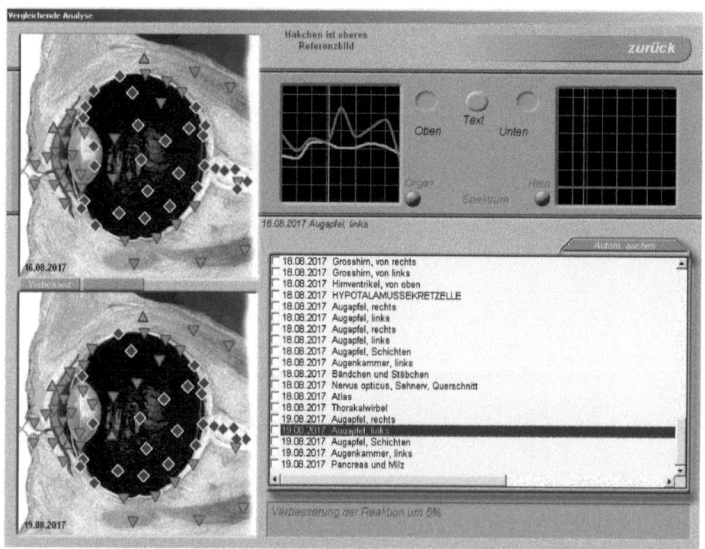

Abb. 81: *Der Befund am linken Auge bleibt bei Nachmessung dagegen mehr oder weniger unverändert.*

Kopfschmerzen

Anamnese: 25-jähriger Patient, kommt in die Praxis wegen immer wieder auftretender Kopfschmerzen. Er arbeite als Assistenzarzt in einer Klinik und müsse viel telefonieren. Das Telefon ist ein sog. DECT-Telefon, ein schnurloses Telefon, wo er den Eindruck hat, dass es nach einiger Zeit des Telefonierens Kopfschmerzen bekommt. Insgesamt gebe es auch sonst viel Elektrosmog in der Abteilung, an den Wänden hängen WLAN-Sendestationen, sogar die EKG-Ableitungen bei den Patienten erfolgen drahtlos über Funk. Wenn er im Urlaub sei, hätte er keine Kopfschmerzen. Manche Mitarbeiter meinen, der Kopfschmerz komme von der vielen Arbeit und vom Kaffee, aber das glaube er nicht, denn viel gearbeitet und Kaffee getrunken hätten die Leute auch früher. Schlafen könne er nicht gut, er erwache mindestens 3-4 mal pro Nacht, teils mit Angstzuständen. Die Arbeit in der Klinik machen ihm eigentlich Spaß, das Betriebsklima sei gut und die Mitarbeiter seien kollegial.

Er habe sich bereits untersuchen lassen, eine Computertomographie des Schädels habe einen unauffälligen Befund erbracht. Der Neurologe habe gemeint, das sei wohl ein Spannungskopfschmerz, den man am besten mit Aspirin behandeln sollte.

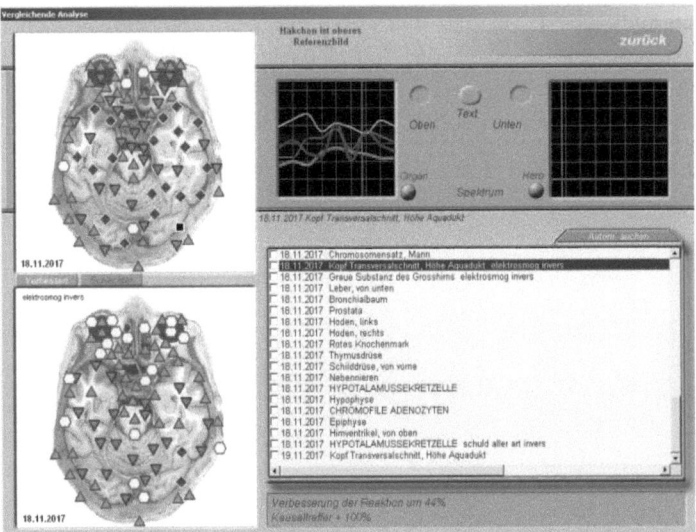

Abb. 82: *Am Ende eines Arbeitstages aufgenommenes Bild einer NLS-Analyse zeigt die energetische Belastung im Gehirn, die nach Invertierung von Elektrosmog fast vollständig verschwindet, Besserung um 44%.*

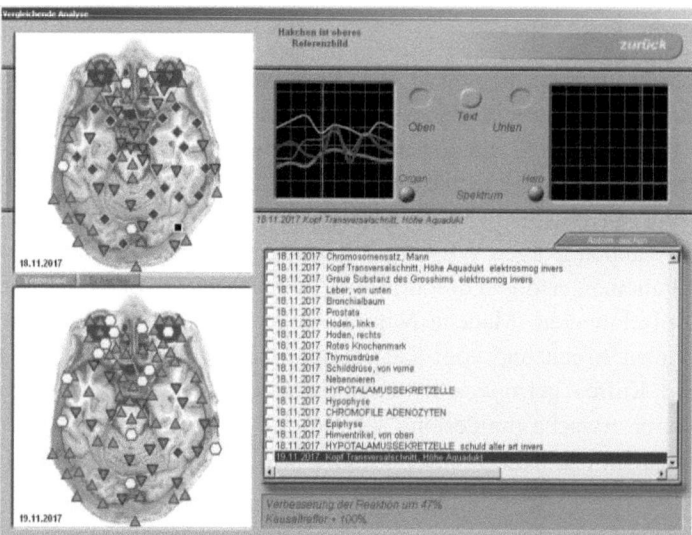

Abb. 83: *Einen Tag danach, an einem arbeitsfreien Tag morgens nach einer geschlafenen Nacht, erneute NLS-Analyse, im unteren Bild sieht man den aktuellen Befund, 47% besser als der Ausgangsbefund einen Tag zuvor.*

Bewertung: Damit ist erwiesen, dass der Elektrosmog an der Arbeitsstelle ursächlich für die energetische Belastung und somit auch für den vom Patienten beschriebenen Kopfschmerz ist. Auch die Schlafstörungen während der Nacht sind darauf zurückzuführen.

Bei Prüfung des karmischen Musters des elektrischen Stuhl ergibt sich keine Auffälligkeit, entsprechend kann der Aurachirurg an dieser Stelle keine Auflösung durchführen, wie dies bereits in einem früheren Band beschrieben wurde.

Lebensuntüchtigkeit

Anamnese: Patient, 68 Jahre, kommt in die Praxis wegen allgemeiner Abgeschlagenheit. Er kommt in Begleitung seines Bruders, weil er sich der deutschen Sprache nicht ausreichend mächtig fühlt. Er berichtet, dass er nach der Revolution im Iran in den Westen geflüchtet sei, zusammen mit der ganzen Familie. Eigentlich habe er große Pläne gehabt, aber irgendwie sei ihm nichts gelungen. Jahrelang habe er verschiedene einfache Tätigkeiten ausgeführt, die allesamt unter seinem Niveau gelegen hätten. Denn in Teheran habe er eine ordentliche Ausbildung zum kaufmännischen Angestellten absolviert, aber danach sei es nicht weitergegangen. Er fühle sich als Versager und sei darüber sehr betrübt.

Aurachirurgie: In der aurachirurgischen Untersuchung zeigt sich eine schwere Schwarze Magie, die entsprechend behandelt wird. Von der Schwarzen Magie ist bekannt, dass sie bei Männern häufig zu Lebensuntüchtigkeit führt, während bei Frauen eher gynäkologische Themen im Vordergrund stehen. Andere Belastungen in Form von Sabotageprogrammen durch Religion oder Selbstzerstörungsprogramme durch Treponema pallidum im Roten Knochenmark sind nicht zu finden.

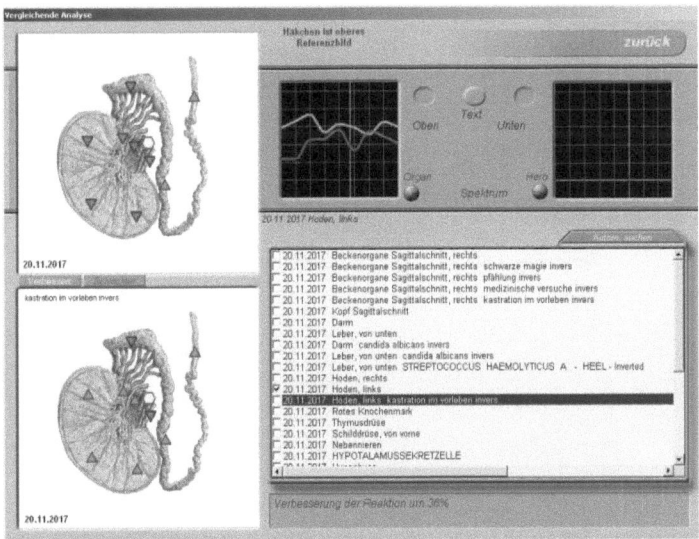

Abb. 84: *Diskrete Belastung im linken Hoden, bei Invertierung von Kastration Verbesserung des energetischen Befundes um 36%.*

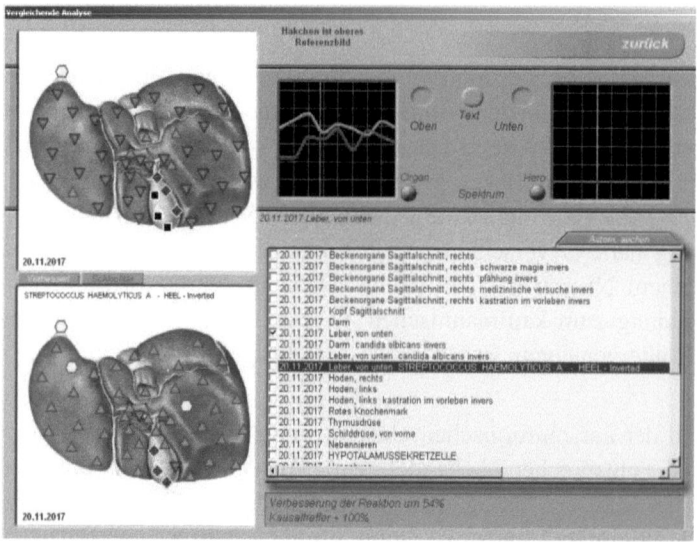

Abb. 85: *Energetische Belastung der Leber, bei Invertierung von Streptococcus haemolyticus Verbesserung des energetischen Befundes um 54%.*

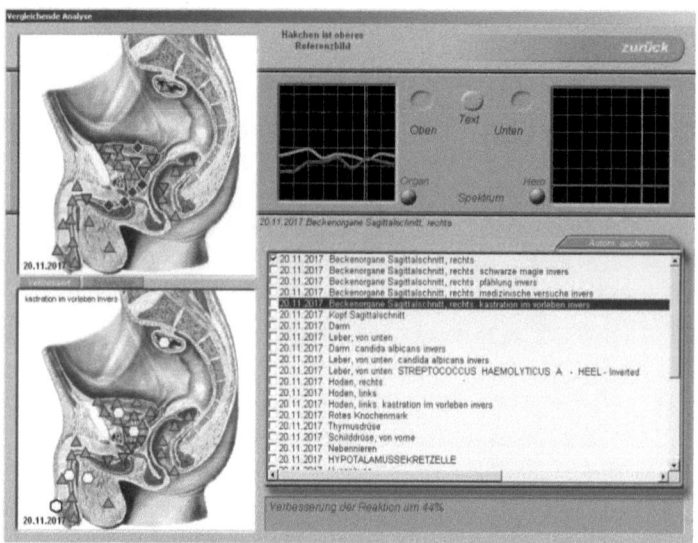

Abb. 86: *Energetische Belastung der Beckenorgane, bei Invertierung von Kastration Verbesserung des energetischen Befundes um 44%.*

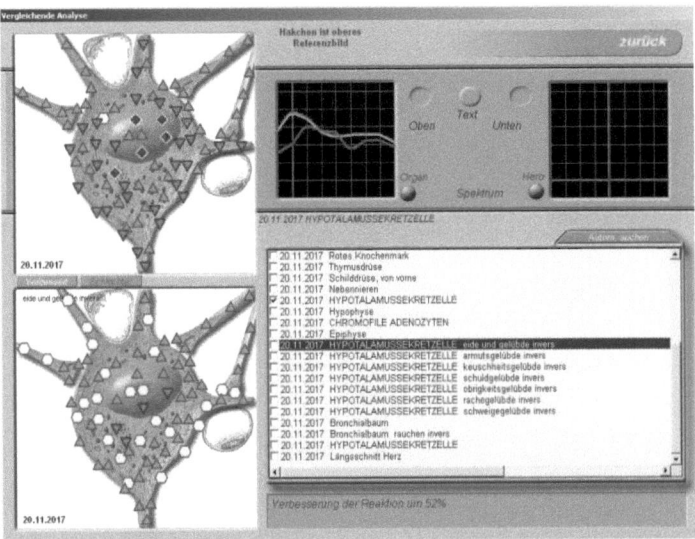

Abb. 87: *Energetische Belastung der Hypothalamussekretzelle, bei Invertierung von Eide und Gelübde Verbesserung des energetischen Befundes um 52%.*

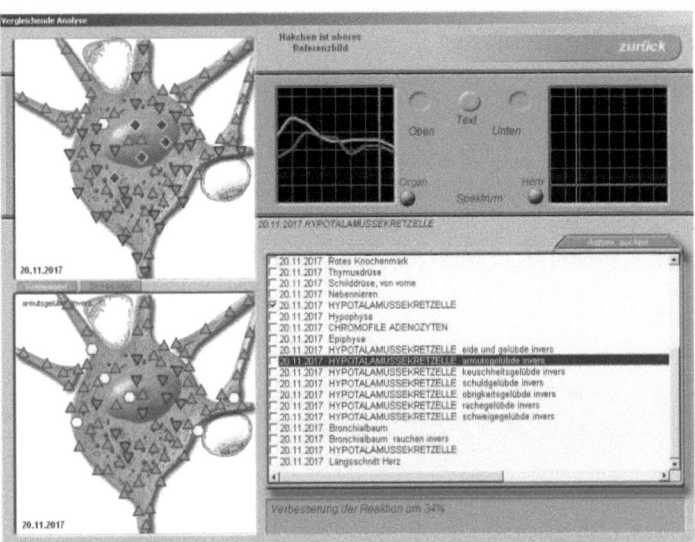

Abb. 88: *Bei Invertierung von Armutsgelübde Verbesserung des energetischen Befundes um 34%.*

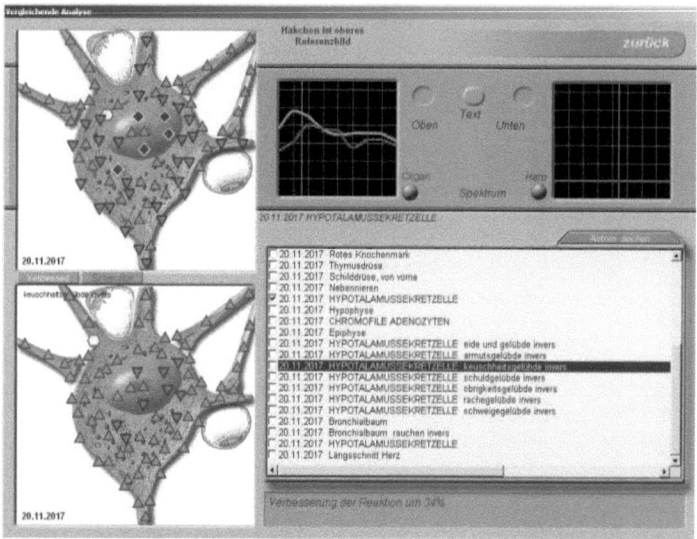

Abb. 89: *Bei Invertierung von Keuschheitsgelübde Verbesserung des energetischen Befundes um 34%.*

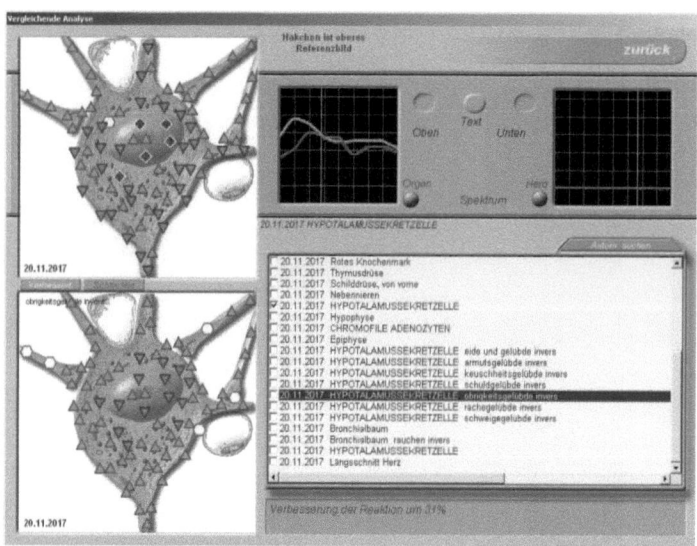

Abb. 90: *Bei Invertierung von Obrigkeitsgelübde Verbesserung des energetischen Befundes um 31%.*

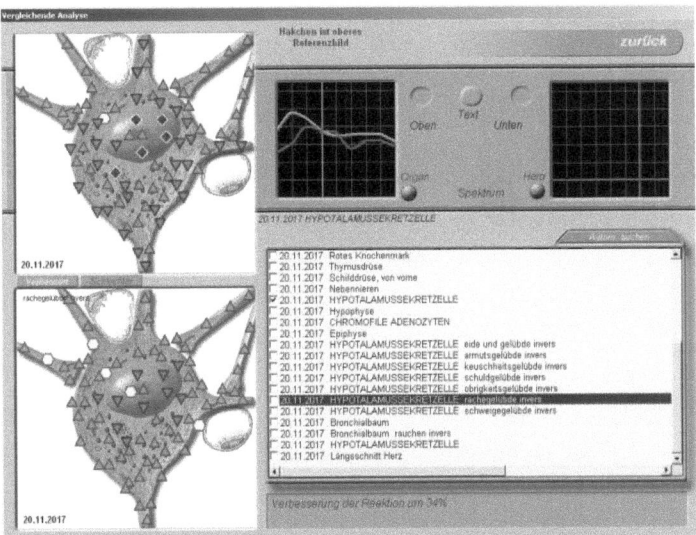

Abb. 91: *Bei Invertierung von Rachegelübde Verbesserung des energetischen Befundes um 31%.*

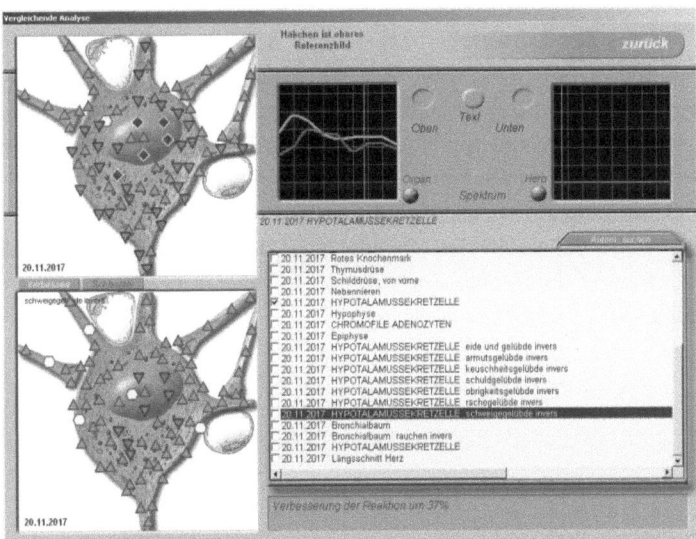

Abb. 92: *Bei Invertierung von Schweigegelübde Verbesserung des energetischen Befundes um 37%.*

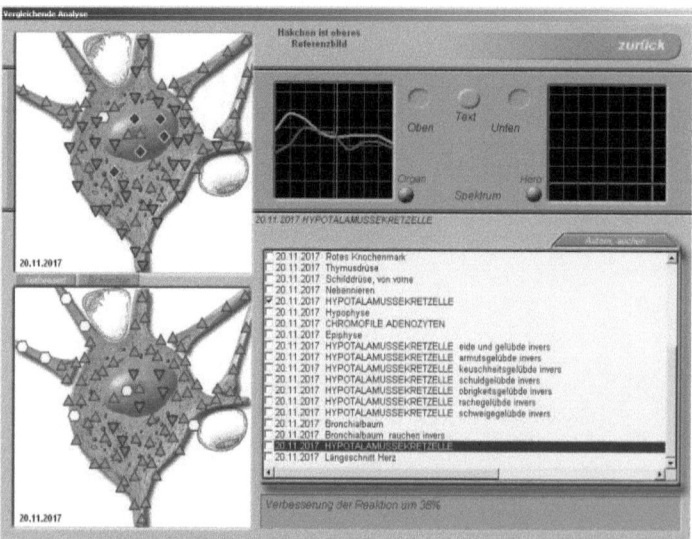

Abb. 93: *Nach Durchführung der aurachirurgischen Auflösungsprozedur Verbesserung des energetischen Befundes um 38%.*

Bewertung: Lebensuntüchtigkeit ist ein häufiges Symptom bei Männern mit dem karmischen Muster der Schwarzen Magie, aber auch der Kastration. Vielfach sind sie über diesen Umstand sehr betrübt, zumal sie keine schlüssige Erklärung finden, warum es im Leben nicht vorwärts geht. Löst der Aurachirurg das Muster der Schwarzen Magie rechtzeitig auf, ändert sich die berufliche Situation in vielen Fällen grundlegend, die betreffenden Personen werden aktiver und auch erfolgreicher. In diesem Fall kam die Hilfe leider zu spät, weil der Patient bereits vor 10 Jahren in den Vorruhestand getreten war. Im Fall der Kastration wird der Patient durch eine symbolische Rücksetzung und Annähung der Hoden behandelt.

Muskelschmerzen

Anamnese: Es handelt sich um einen 65-jährigen Mann, schlank, sehr sportlich wirkend, früherer Sportlehrer an einem Skileistungszentrum. Der Patient gibt an, seit mehreren Jahren unter rheumatischen Beschwerden zu leiden mit erheblichen und dauerhaften Muskelschmerzen. Dazu kommt eine chronische Müdigkeit, die ihm die Freude am Leben verleide. Ganz besonders leide er unter brennenden Schmerzen bei der Stuhlentleerung mit schier unerträglichen Schmerzen im After. Er sei früher ein so sportlicher und unternehmungslustiger Mensch gewesen, inzwischen könne er gar keinen Sport mehr betreiben. Seit Jahren befände er sich auf der Suche nach einer Lösung des Problems. Er sei an der Universitätsklinik beim Rheumatologen gewesen, die hätten jedoch nichts gefunden, insbesondere keine Autoantikörper. Von dort sei er zum Neurologen geschickt worden, der habe jedoch keine Störungen im Bereich des Nervensystems feststellen können.

Aurachirurgie: Im Rahmen der aurachirurgischen Untersuchung zeigen sich beeindruckende Befunde in der nicht-linearen Systemanalyse, die auf eine schwere Störung im Bereich des Darms, der Leber und auch der Muskulatur hindeuten. Dazu kommen noch diverse karmische Belastungen, die im Folgenden näher dargestellt und entsprechend den aurachirurgischen Leitlinien aufgelöst werden.

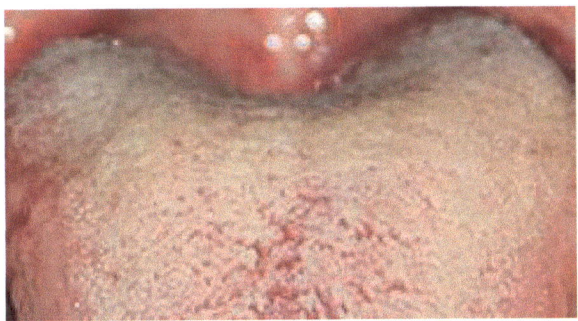

Abb. 94: *Ansicht der Zunge bietet den Verdacht auf eine Soor durch Candida albicans.*

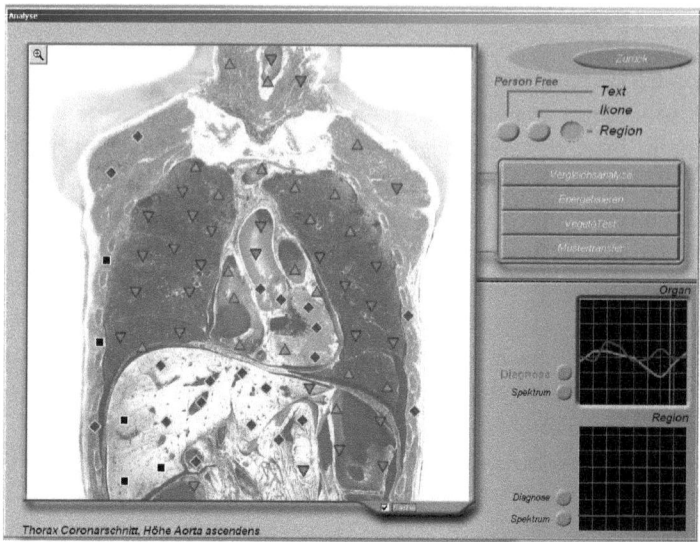

Abb. 95: Ansicht Thorax Coronarschnitt, auffällig sind insbesondere die schwarzen Markierungen im Bereich der Thoraxwand. Diese repräsentieren die energetisch schlecht ausgestatteten Interkostalmuskeln, die gut zum klinischen Bild bzw. zu den vom Patienten angegebenen Muskelschmerzen auch im Thoraxbereich passen. Auch der Herzmuskel scheint in Mitleidenschaft gezogen zu sein. Die Leber zeigt nur schwarze Markierungen als Zeichen sehr geringer energetischer Ausstattung.

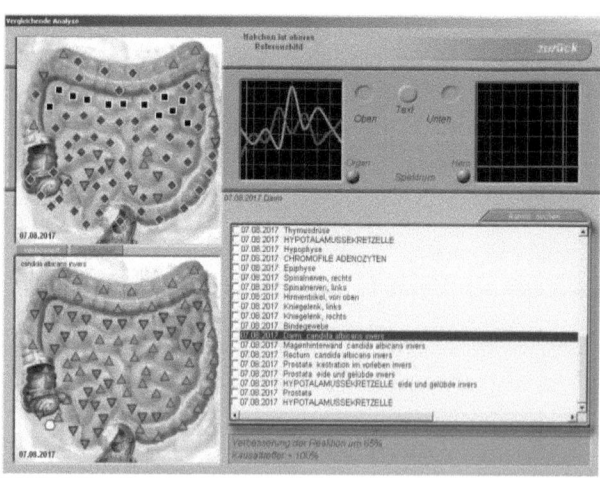

Abb. 96: Dickdarm zeigt einen massiven Befund mit sehr geringer energetischer Ausstattung, Candida albicans invers ergibt sich eine Verbesserung um 65%.

Der Patient gibt auf Nachfragen an, immer gerne Süßigkeiten gegessen zu haben. Der Pathomechanismus ist somit klar: Durch das Zuviel an Zucker kam es über die vergangenen Jahre zu einer Anzüchtung von Candida albicans Pilz, damit zu einer Störung im Mikrobiom des Darms und konsekutiv zu einer Resorptionsstörung. Insbesondere bei belastenden Nahrungsmitteln bei Fleisch gelangen infolge der Resorptionsstörung Toxine in den Pfortaderkreislauf, die im Normalfall im Darm verbleiben würden. Die Toxine belasten die Leber, die Leber reduziert den Metabolismus, Toxine gelangen in den Systemkreislauf und schließlich in die Muskeln, die daraufhin zu schmerzen beginnen und rheumatische Beschwerden verursachen. Antikörpernachweise gelingen nicht, zumal es sich nicht um eine autoimmunologische Erkrankung handelt, sondern um die Spätfolge einer langjährigen Fehlernährung oder wiederholter bzw. längerer Therapien mit Antibiotika. Eine konsequent durchgeführte Darmsanierung in Kombination mit einer Ernährungsumstellung wird entsprechend die Wirkkaskade umkehren und die beschriebenen Symptome verschwinden.

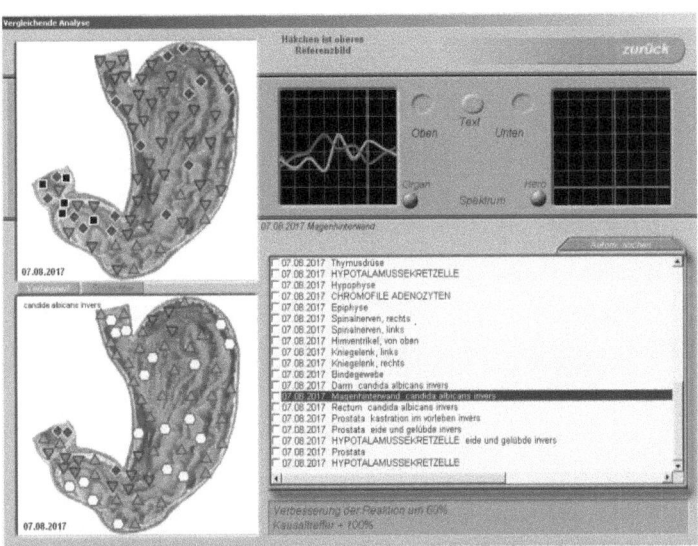

Abb. 97: Magenrückwand, Eingabe von Candida albicans invers, Verbesserung um 60%.

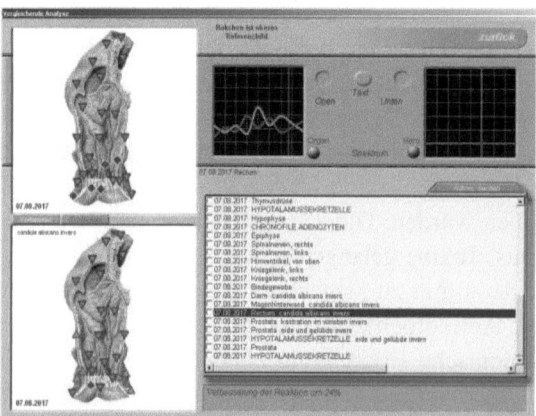

Abb. 98: *Das Rectum zeigt ein deutliches energetisches Defizit, bei Eingabe von Candida albicans invers ergibt sich eine Verbesserung um 24%. Dieser Befund passt gut zu den vom Patienten angegebenen brennenden Schmerzen im Enddarm und After bei der Stuhlentleerung.*

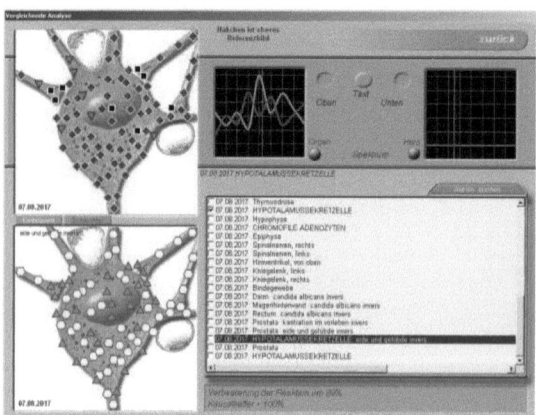

Abb. 99: *Die Hypothalamussekretzelle zeigt einen massiven energetischen Befund. Auf Befragung gibt der Patient an, er könne sich das gut vorstellen. Als vorletztes von insgesamt 7 Kindern sei er als Kleinkind schwer erkrankt und nur knapp dem Tode entronnen. Seine Mutter habe damals ein Gelübde abgelegt, dass ihr Sohn Priester werden solle, wenn er wieder gesund würde. Jedoch habe sich der Patient im Erwachsenenalter gegen den kirchlichen Dienst und für eine Karriere als Sportlehrer entschieden, was ihm seine Mutter bis zu ihrem Tod nicht verziehen habe. Bei Eingabe von Eide und Gelübde invers im NLS kommt es zu einer Verbesserung um 89%.*

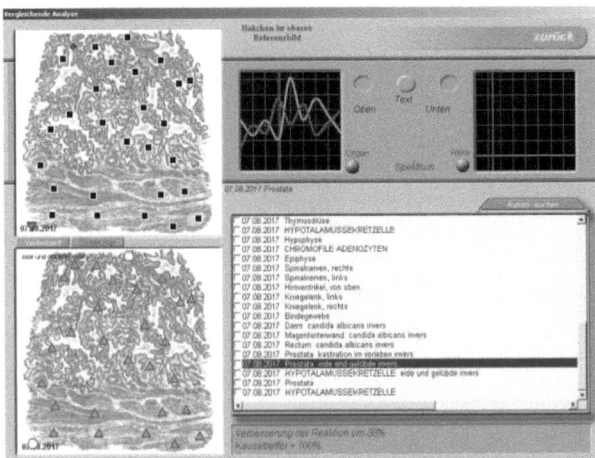

Abb. 100: *Die Prostata zeigt eine erhebliche energetische Belastung, bei Eingabe von Eide und Gelübde invers ergibt sich eine Verbesserung um 88%.*

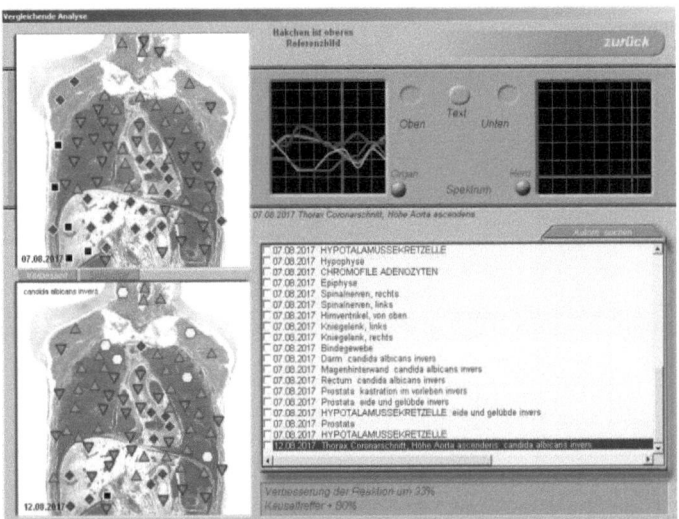

Abb. 101: *Thorax im Coronarschnitt mit Eingabe von Candida albicans invers: Es zeigt sich, dass auch die Dunkelfärbungen im Bereich der Thoraxwand deutlich verbessern. Ingesamt liegt die Verbesserung bei 33%. Das bedeutet, dass die allgemein beschriebenen Muskelschmerzen entsprechend zurückgehen werden, sobald eine entsprechende Darmsanierung erfolgt ist.*

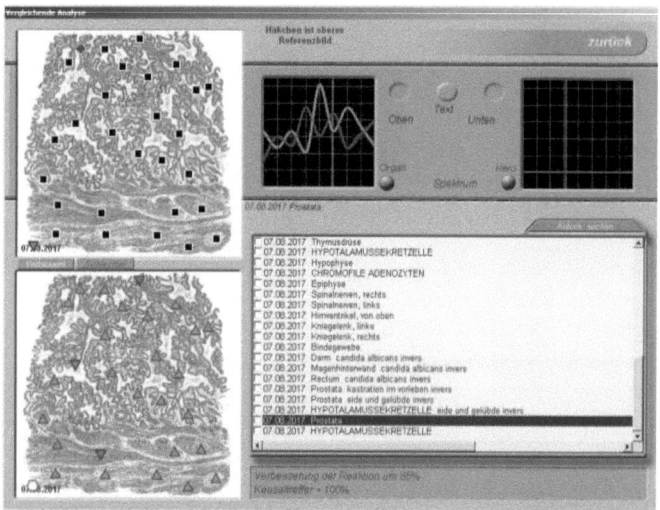

Abb. 102: *Nachmessung der Prostata nach Durchführung der aurachirurgischen Auflösungsprozedur für Eide und Gelübde, Verbesserung um 85%.*

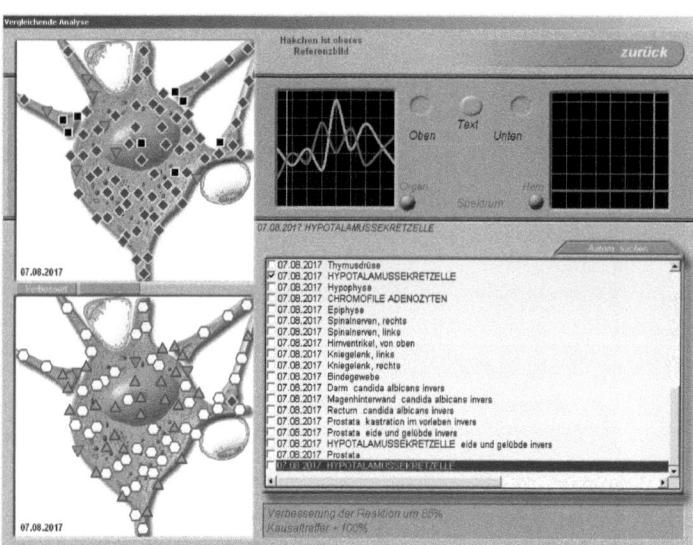

Abb. 103: *Nachmessung der Hypothalamussekretzelle nach Durchführung der aurachirurgischen Auflösungsprozedur für Eide und Gelübde, Verbesserung um 85%.*

Bewertung: Ein vielschichtiger und beeindruckender Befund, der exemplarisch für rheumatologische Patienten steht.

Rückenschmerzen

Anamnese: Caroline R, 48 Jahre alt, massive Rückenschmerzen, reagierte nur sehr spärlich auf Aurachirurgie, ebenso wie die Mutter. Vater war vor vielen Jahren verstorben. Allergien und Unverträglichkeiten im großen Ausmaß, Asthma, Brustkrebs, rechte Brust entfernt, Metastasen in den Lymphen rechts. Ihre Aussage: „Das ganze System ist im Eimer". Kann kein Wasser trinken, nur Cola light oder Milch. Evangelisch aufgewachsen und dann aus der Kirche ausgetreten. Weigerte sich lange, um beim kinesiologischen Test den Satz auszusprechen: „Ich habe Schuld", reagierte aber dafür beim Test umso eindeutiger. Konnte allerdings beim dem Satz „Ich sage ja zu meiner Vergangenheit, lasse sie dankbar los und segne sie" das Wort „Segnen" nicht aussprechen. Dieses Wort musste durch das Wort „Akzeptieren" ersetzt werden.

Aurachirurgie:

Die NLS-Untersuchung beginnt mit einer Analyse des Bronchialbaums, wo sich eine erhebliche Belastung zeigt.

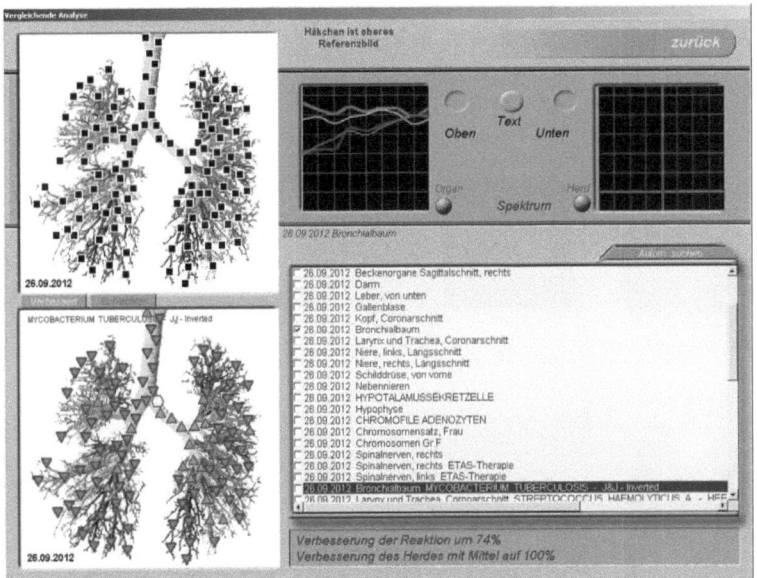

Abb. 104: *Bronchialbaum, Mycobacterium tuberculosis invertiert, Verbesserung um 74%.*

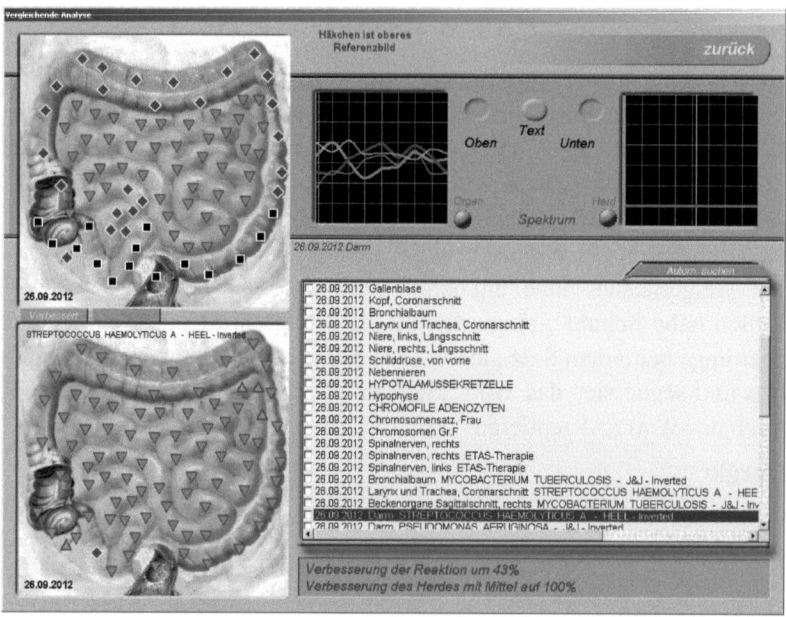

Abb. 105: *Darm, Streptococcus haemolyticus invertiert, Verbesserung um 43%.*

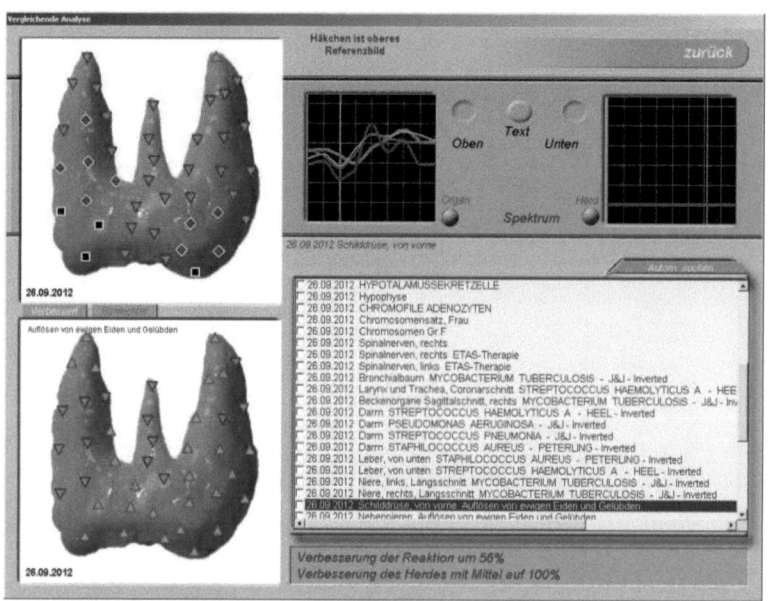

Abb. 106: *Schilddrüse von vorn, Auflösen von ewigen Eiden und Gelübden, Verbesserung um 56%.*

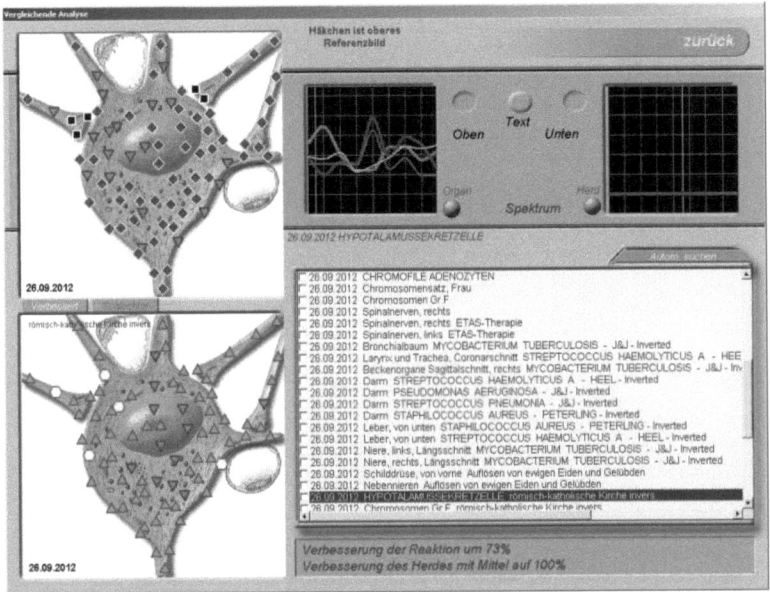

Abb. 107: *Hypothalamussekretzelle, römisch-katholisch invers, Verbesserung um 73%.*

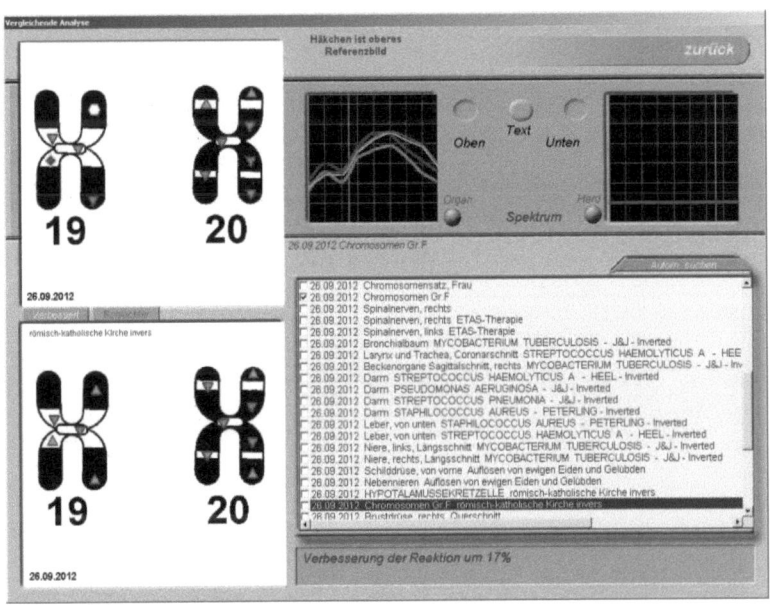

Abb. 108: *Chromosomen, Eingabe von „Römisch-katholische Kirche invers",*
Verbesserung um 17%.

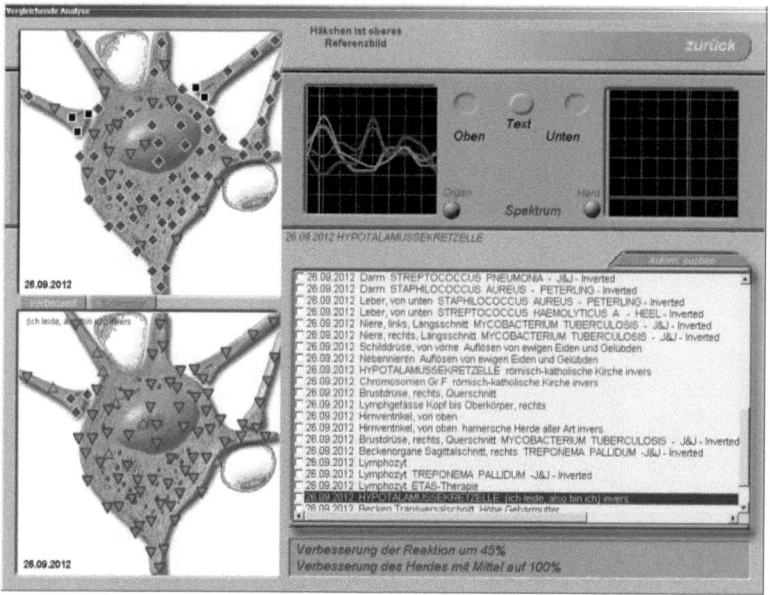

Abb. 109: *Hypothalamussekretzelle, Eingabe von „Ich leide, also bin ich"*
invers, Verbesserung um 45%.

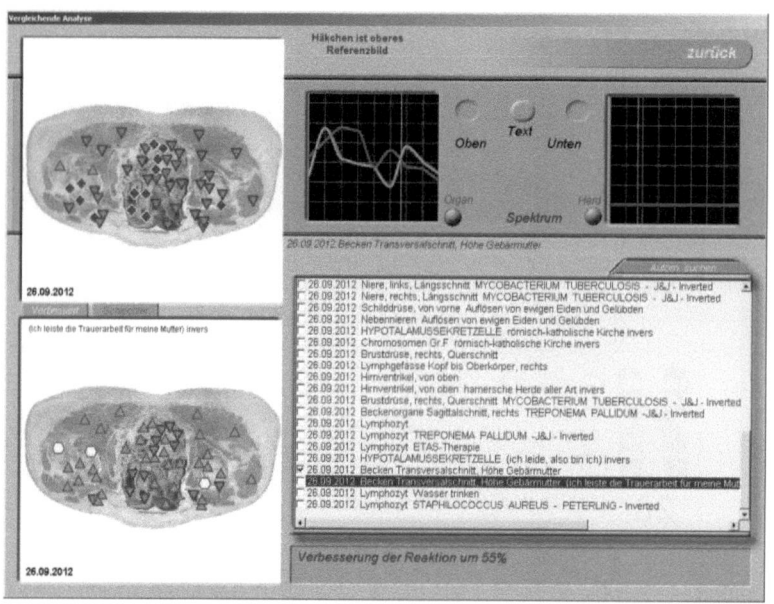

Abb. 110: *Becken Transversalansicht in Höhe der Gebärmutter, Eingabe von*
"Ich leiste die Trauerarbeit für meine Mutter", Verbesserung um 55%.

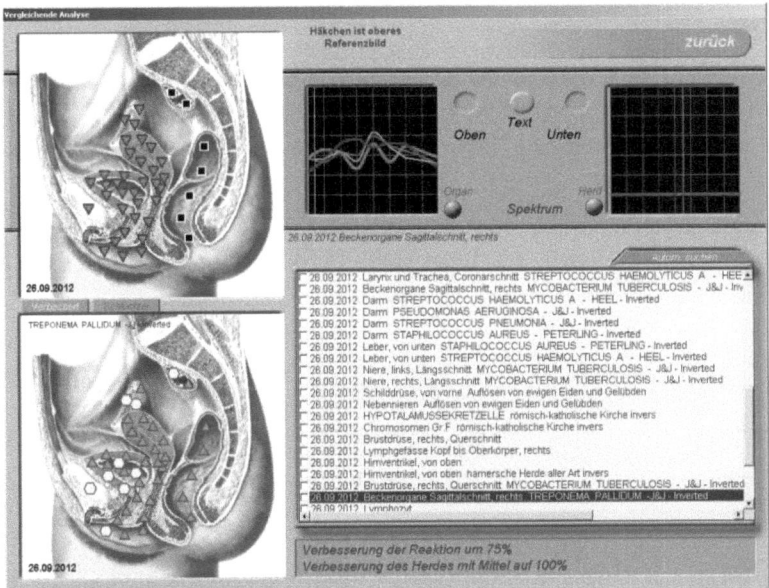

Abb. 111: *Beckenorgane Sagittalschnitt rechts, Eingabe von „Treponema pallidum invers", Verbesserung um 75%.*

Bewertung: Ein multifaktorielles Geschehen, eine Kombination aus mehreren karmischen Belastungen, die der Reihe nach aufgelöst bzw. homöopathisch ausgeleitet werden. 3 Monate nach der Behandlung geht es der Patientin deutlich besser.

Lungenentzündung

Anamnese: Patient 76 Jahre alter Patient kommt in die Praxis wegen eines seit Jahrzehnten bestehenden Young-Syndroms[3], das in der Universitätsklinik diagnostiziert worden ist. Mehrmals pro Jahr kommt es zu schweren Lungenentzündungen.

Aurachirurgie: Der Patient benötigt bereits eine externe Sauerstoffquelle, mit der er über eine Maske atmet. Es findet sich ein Sklavenjoch, das erfolgreich entfernt wird.

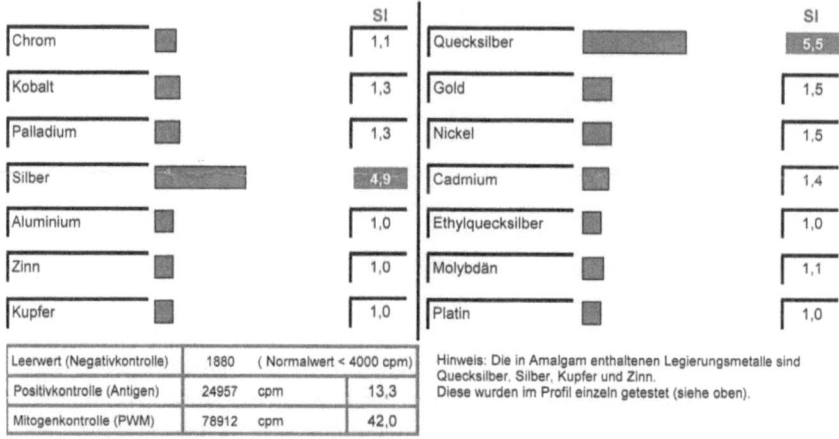

	SI			SI
Chrom	1,1	Quecksilber		5,5
Kobalt	1,3	Gold		1,5
Palladium	1,3	Nickel		1,5
Silber	4,9	Cadmium		1,4
Aluminium	1,0	Ethylquecksilber		1,0
Zinn	1,0	Molybdän		1,1
Kupfer	1,0	Platin		1,0

Leerwert (Negativkontrolle)	1880	(Normalwert < 4000 cpm)	
Positivkontrolle (Antigen)	24957	cpm	13,3
Mitogenkontrolle (PWM)	78912	cpm	42,0

Hinweis: Die in Amalgam enthaltenen Legierungsmetalle sind Quecksilber, Silber, Kupfer und Zinn. Diese wurden im Profil einzeln getestet (siehe oben).

Ergebnisse von > 8 bei der Mitogenkontrolle PWM und > 3 bei der Antigenkontrolle (Tetanus/Candida/Influenza) sichern die Auswertbarkeit der Untersuchung.

Die angegebenen Werte neben den Balken sind die Stimulationsindizes (SI) für das jeweilige Allergen (Mittelwert). Dieser ergibt sich aus dem Mittelwert von 3 isoliert untersuchten Stimulationsansätzen. Dieser Wert ist zusätzlich als Balken dargestellt. Der Stimulationsindex ist der Quotient aus der allergeninduzierten- und der unstimulierten Thymidineinbaurate (Leerwert in cpm). Ein SI > 3 bedeutet eine mehr als dreifache Aktivierung im Vergleich zum Leerwert und beweist die Existenz von zirkulierenden allergenspezifischen T-Zellen im Patientenblut (positives Ergebnis, zelluläre Sensibilisierung). Ein SI < 2 gilt als sicher negativ. Ergebnisse zwischen 2 und 3 sind als grenzwertig anzusehen (schwache bzw. fragliche Sensibilisierung), die ggf. kontrolliert werden sollten.

Abb. 112: Nachweis von erhöhten Metallwerten im Lymphozytentransformationstest. Insbesondere Quecksilber und Silber als Legierungsmetalle im Quecksilber sind deutlich erhöht.

---

[3] Das Young-Syndrom ist eine seltene Erkrankung, die durch eine chronische Bronchitis und Sinusitis, sowie eine Azoospermie charakterisiert ist. Entsprechend sind diese Patienten unfruchtbar. Nach schulmedizinischer Sicht wird das Young-Syndrom vermutlich autosomal-rezessiv vererbt. Die letzten Fälle wurden 1955 beschrieben, weshalb man einen Zusammenhang mit einer Quecksilber-Intoxikation vermutet. Die verminderte Zeugungsfähigkeit beim Mann entsteht durch eine Verstopfung des Ductus epididymidis durch ein zähes Sekret. Dadurch gelangen die Spermien nicht in die Ejakulationsflüssigkeit. Die ersten Symptome des Young-Syndroms sind in der Kindheit beginnende, rezidivierende Bronchitiden und Sinusitiden. Die Lungenfunktion ist bei diesen Patienten meist normal, jedoch zeigt sich ein abnormal visköser Schleim in den Atemwegen. Dieser führt zu einem Husten mit Auswurf. Die meisten Patienten haben zudem Bronchiektasen.

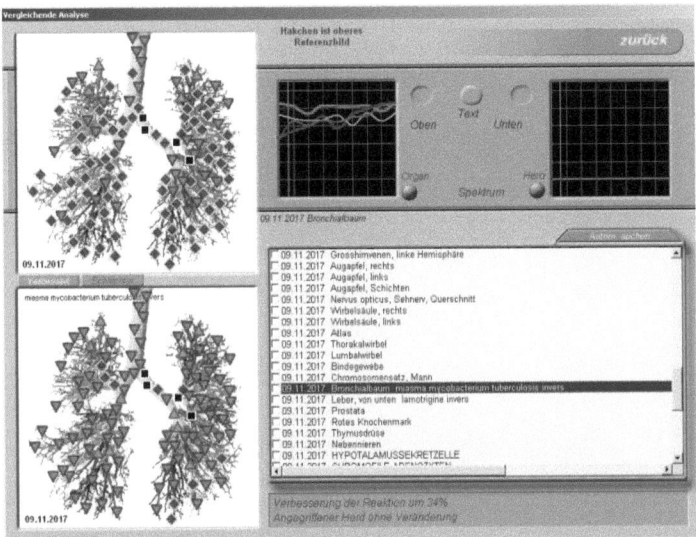

Abb. 113: *Im Bronchialbaum zeigt sich in der NLS-Analyse eine schwere ener-*
getische Belastung, die sich bei Invertierung von Miasma Mycobacterium tuber-
culosis um 34% verbessert.

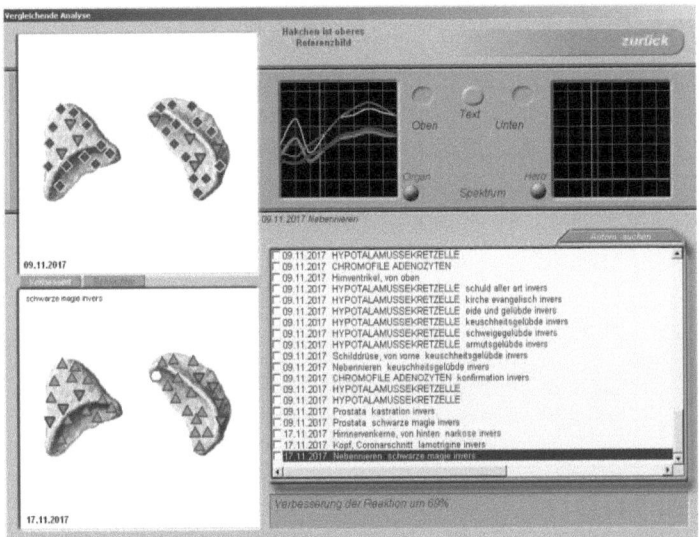

Abb. 114: *Auf den Nieren zeigt sich das Miasma Mycobacterium tuberculosis*
ebenfalls, bei Invertierung Verbesserung des Befundes um 69%. Die Tuberkulose
befällt entsprechend der Organotropie insbesondere Lungen, Nieren, Neben-
nieren, die Haut und die basalen Hirnhäute.

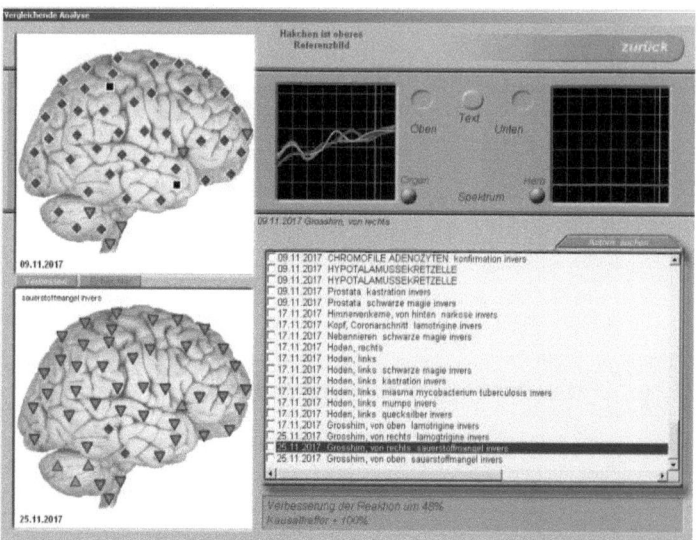

Abb. 115: *Im Bereich des Großhirns zeigt sich eine energetische Schwäche, die durch die Minderversorgung mit Sauerstoff resultiert. Wenn man den Sauerstoffmangel invertiert, verbessert sich der Befund um 48%.*

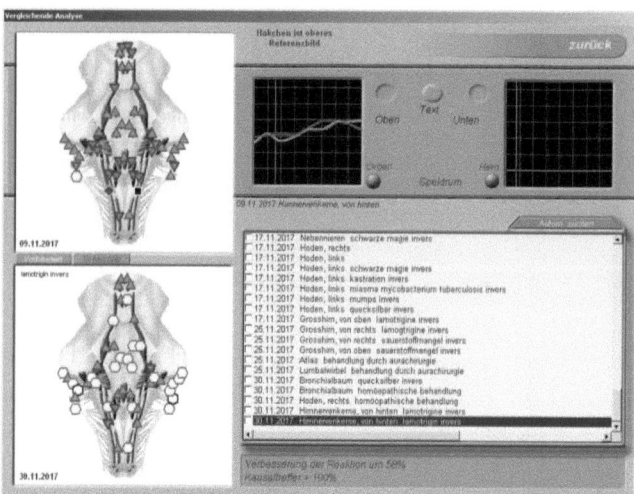

Abb. 116: *Hirnstamm: Wegen eines epileptischen Anfallsleidens mit mehreren Grand Mal Anfällen nimmt der Patient seit vielen Jahren das Antiepileptikum Lamotrigin. In der NLS-Analyse zeigt sich am Hirnstamm eine energetische Belastung, die sich bei Invertierung von Lamotrigin um 58% bessert..*

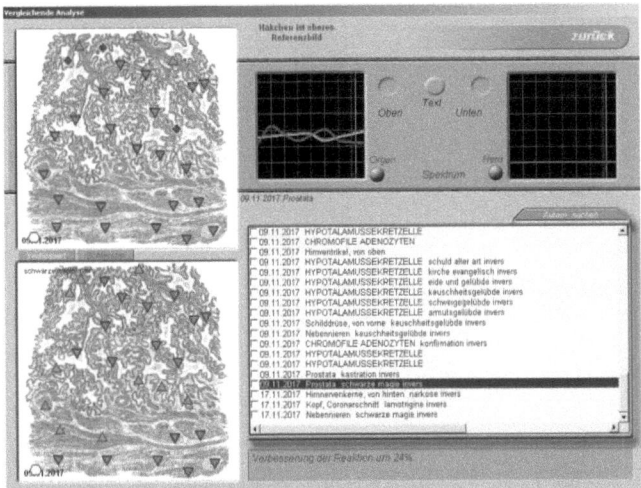

Abb. 117: *In der Prostata zeigt sich eine energetische Belastung, die sich bei Invertierung von Schwarzer Magie um 24% verbessert. Tatsächlich finden sich beim Patienten insbesondere im Bereich von Hals und Brust, aber auch im Genitale deutliche Symptome der Schwarzen Magie, die erfolgreich behandelt werden.*

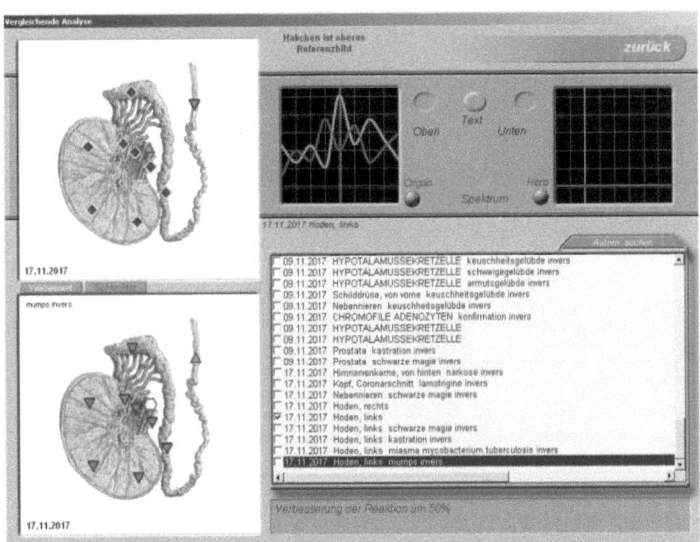

Abb. 118: *Energetische Schwäche im Hoden links, bei Invertierung von Mumps zeigt sich eine Verbesserung des energetischen Befundes um 50%.*

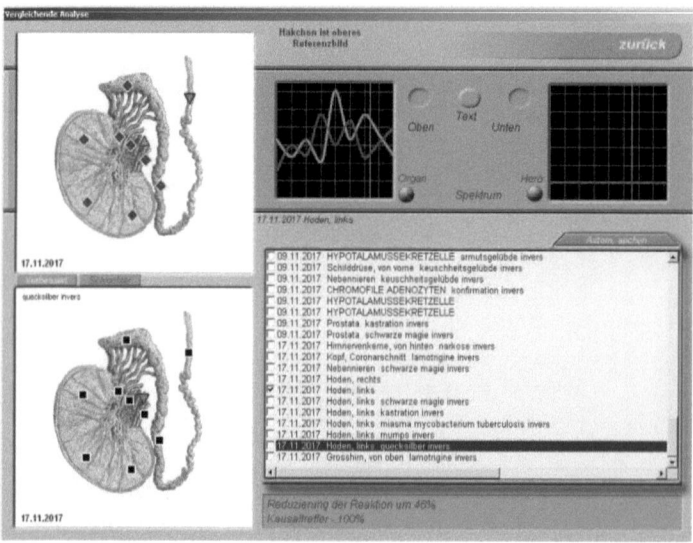

Abb. 119: *Hoden links, bei Invertierung von Quecksilber zeigt sich eine Verschlechterung des energetischen Befundes um 46%, was letztlich bedeutet, dass Quecksilber nicht ursächlich ist für die Hodenschädigung.*

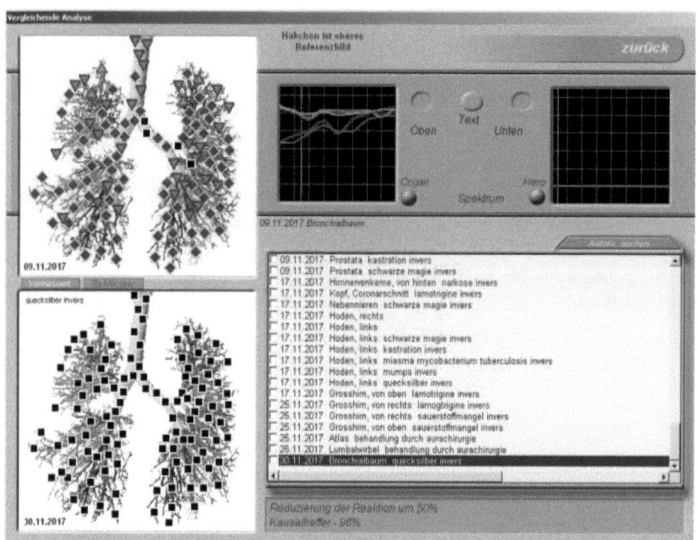

Abb. 120: *Das gleiche gilt für den Bronchialbaum: Invertiert man Quecksilber in der NLS-Analyse, so ergibt sich auch hier eine deutliche Verschlechterung, was ebenfalls darauf hindeutet, dass das Miasma von Mycobacterium tuberculosis ursächlich ist und nicht etwas eine Quecksilbervergiftung.*

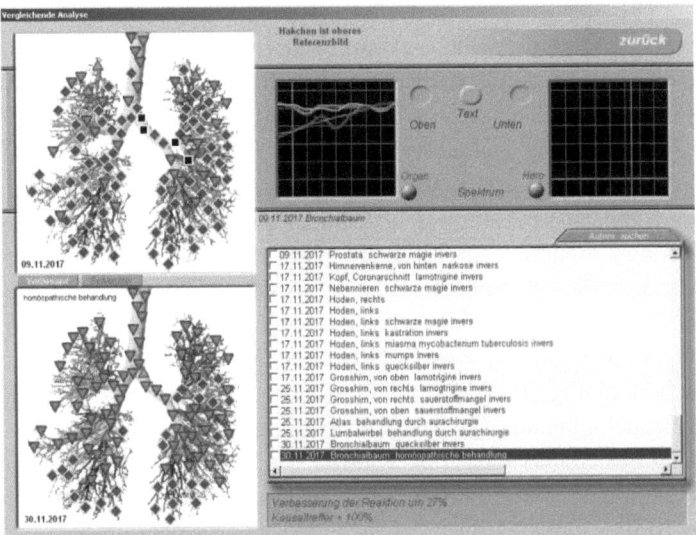

Abb. 121: Die Eingabe von „homöopathische Behandlung" verbessert den Befund im Bronchialbaum um 27%. Das ist der prädiktive Therapiewert für eine Ausleitungstherapie, die offensichtlich zu einem Erfolg führen wird.

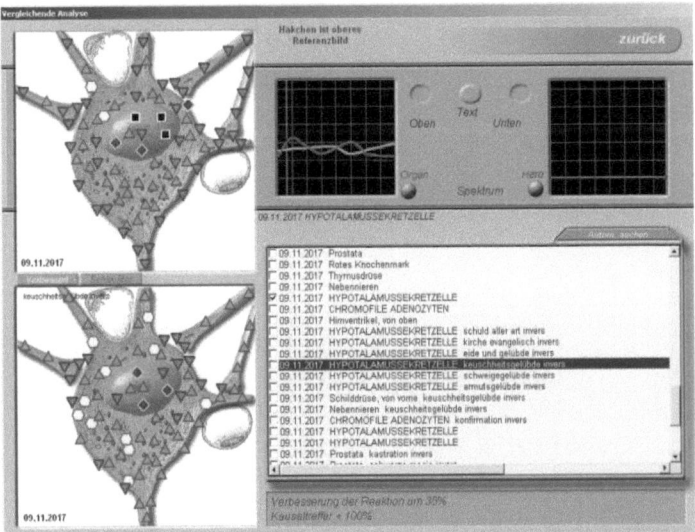

Abb. 122: Auf den Hypothalamussekretzellen findet sich eine energetische Belastung durch ein Keuschheitsgelübde, das sich bei Invertierung um 35% bessert. Nach aurachirurgischer Auflösungsprozedur ist die Belastung verschwunden.

Bewertung: Angesichts der Befunde in der NLS-Analyse darf bezweifelt werden, ob es sich tatsächlich um eine Intoxikation mit Quecksilber handelt. Bezweifelt werden darf auch, ob die Krankheit tatsächlich autosomal-rezessiv vererbt wird. Zwar sind die Quecksilberwerte in der Laboruntersuchung erhöht, ob aber eine solche Werterhöhung ausreicht, um derart ausgeprägte Befunde an Lunge und Hoden auszulösen, darf bezweifelt werden. Die in der Literatur beschriebenen Young-Syndrome beziehen sich vielmehr auf schwere Quecksilbervergiftungen bei Minenarbeitern oder Personen, die beruflich mit Quecksilber im großen Stil zu tun hatten. Entsprechend sind Casuistiken nur bis zum Jahr 1955 beschrieben. Danach wurden die Sicherheitsvorschriften im Umgang mit Quecksilber durch arbeitsrechtliche Vorschriften verschärft. Stattdessen ergeben sich aurachirurgisch eindeutige Hinweise auf miasmatische Belastungen, einmal die Belastung des Bronchialbaums durch Mycobacterium tuberculosis, das andere mal die Belastung der Hoden durch das Miasma von Mumps. Ob der Patient zu Lebzeiten eine Mumpsinfektion durchgemacht hat, kann nicht mehr erinnert werden, allerdings ist dies nicht auszuschließen. Eine Lungentuberkulose hat der Patient jedenfalls nicht erlitten, hier handelt es sich stattdessen um die vererbte Information eines Vorfahren, der eine Lungentuberkulose erlitten haben muss. Weitere tuberkulöse Belastungen im Sinne einer Nierenbeteiligung finden sich nicht.

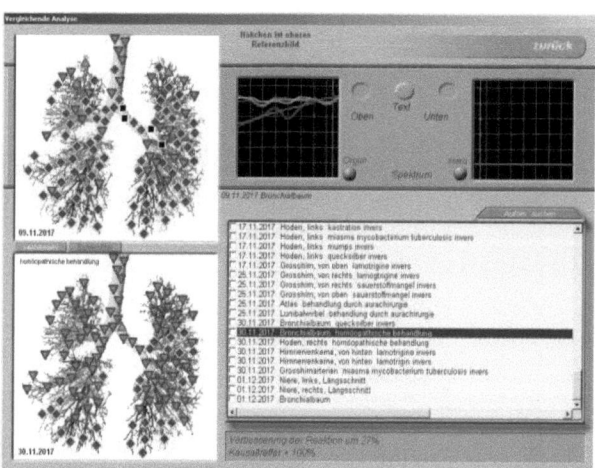

Abb. 123: Die Befragung des NLS, ob eine homöopathische Behandlung indiziert sei, wird mit einer Verbesserung von 27% angegeben. Diese Art der Abfrage ist höchst effektiv, zumal der zu erwartende Therapieerfolg vorab abgeschätzt werden kann.

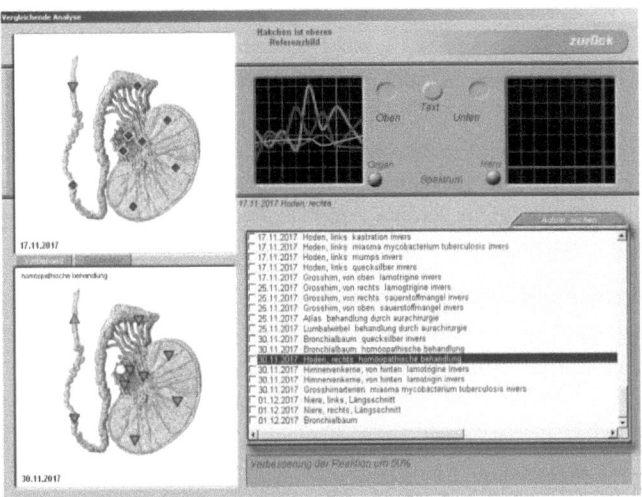

Abb. 124: *Die Erfolgsaussichten einer homöopathische Behandlung im Bereich der Hoden wird gar mit 50% bewertet.*

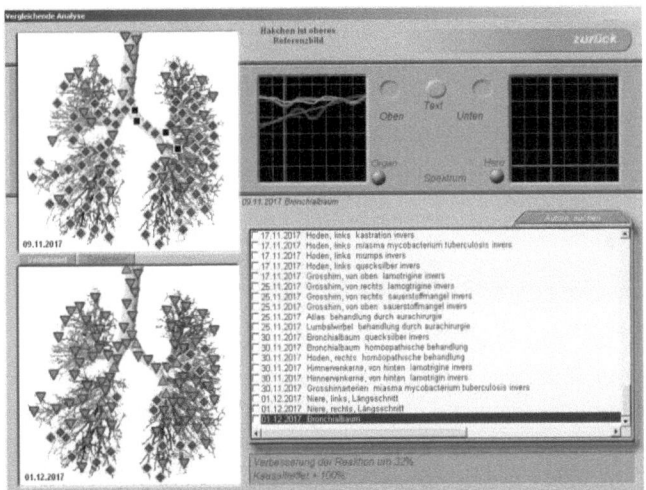

Abb. 125: *2 Monate nach homöopathischer Behandlung erfolgt eine erneute NLS-Analyse. Diese zeigt eine deutliche Verbesserung des energetischen Befundes um 32%, d.h. mehr als zunächst in der Vorhersage zur homöopathischen Behandlung erwartet. Die Symptomatik beim Patienten hat sich etwas verbessert, wenngleich nach wie vor erhebliche Atemprobleme existieren, was angesichts der seit Jahrzehnten bestehenden organischen Schäden mit Bronchiektasen nicht verwundert.*

Gelenkschmerzen

Anamnese: Patientin, 55 Jahre alt, kommt wegen ihrer anhaltenden Gelenkschmerzen in die Praxis. Auf Verdauungsprobleme angesprochen, beschreibt sie ein häufiges Völlegefühl, Wechsel zwischen Verstopfung und Durchfall, Luftbildung im Oberbauch bei Aufnahme von schwer verdaubaren Speisen. Alle Gelenke würden wehtun, Hüftgelenk, Kniegelenk, Fußgelenke, Handgelenke, Schultergelenke. Auch die Wirbelsäule schmerzt. Und sie sei dauernd müde.

Aurachirurgie: Abgesehen von einer belegten Zunge zeigt sich eine schlanke Patientin in einem insgesamt guten Allgemeinzustand. Beeindruckend sind die folgenden NLS-Analysen der verschiedenen organischen Strukturen.

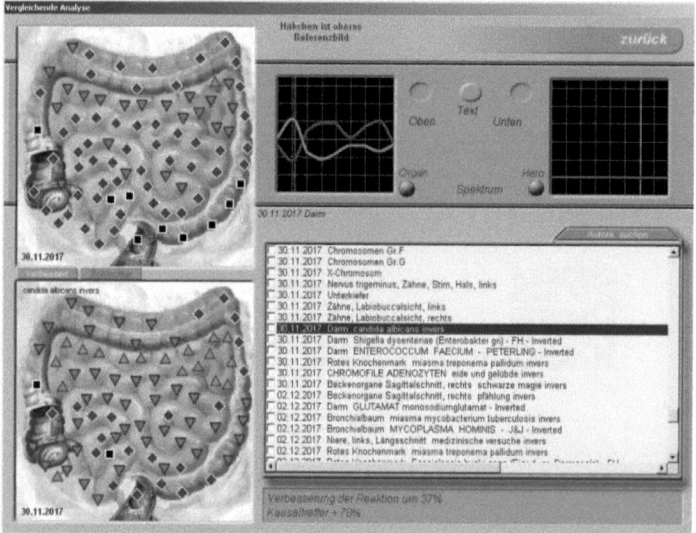

Abb. 126: *Im Darm zeigt sich eine schwere energetische Störung, die sich bei Invertierung von Candida albicans um 37% verbessert. Ganz offensichtlich besteht eine schwere Resorptionsstörung im Darm, bedingt durch das Wachstum von Candida albicans, mit einer konsekutiven Störung des Mikrobioms. Entsprechend erklären sich das postprandiale Völlegefühl, der Wechsel zwischen Verstopfung und Durchfall sowie die Luftbildung im Oberbauch bei Aufnahme von schwer verdaubaren Speisen. Durch die Resorptionsstörung des Darms gelangen Toxine aus dem Essen in die Leber und von dort aus in die Gelenke, Muskeln und das Bindegewebe.*

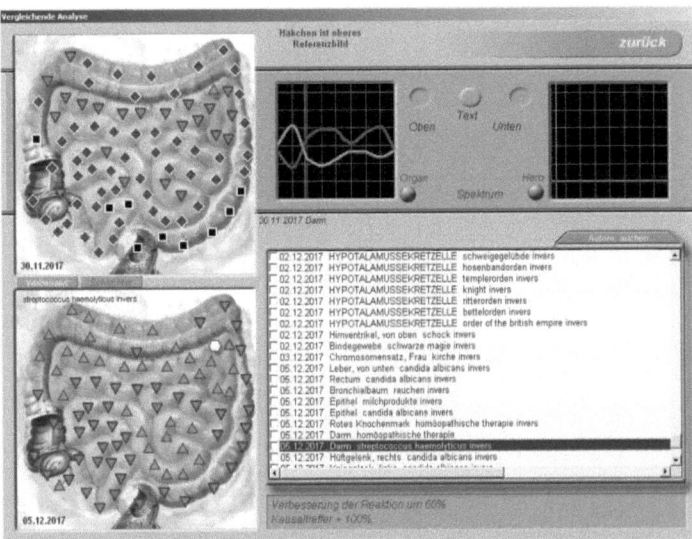

Abb. 127: *Wie auf dem vorherigen Bild zu sehen, bestehen trotz Invertierung von Candida albicans nach wie vor noch dunkle Stellen im Darm. Bei zusätzlicher Invertierung von Streptococcus haemolyticus verschwinden auch diese, die Verbesserung des energetischen Befundes liegt bei 60%.*

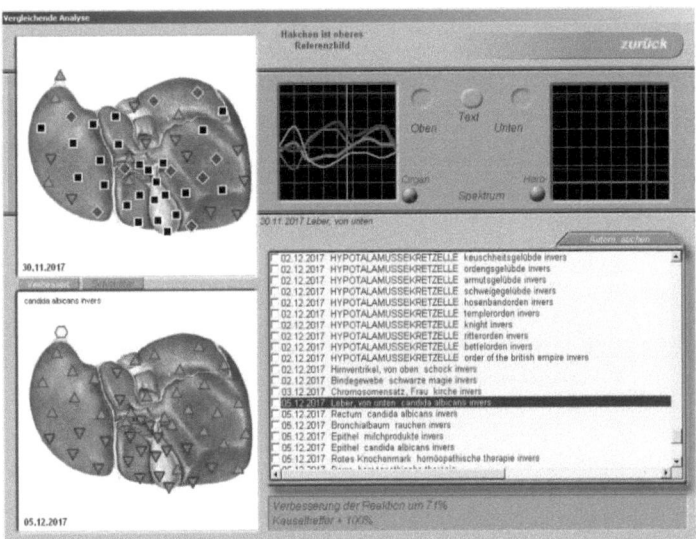

Abb. 128: *Die Leber zeigt eine schwere energetische Belastung, bei Invertierung von Candida albicans kommt es zu einer Verbesserung um 71%.*

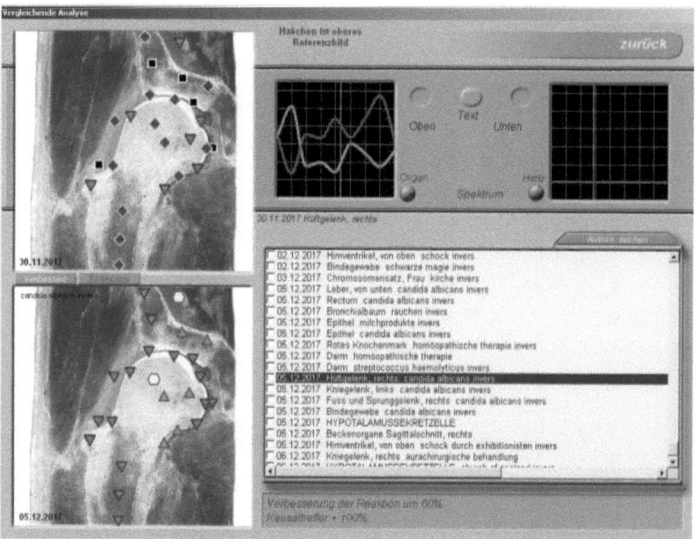

Abb. 129: *Im Bereich des Hüftgelenks zeigt sich eine schwere energetische Störung, bei Invertierung von Candida albicans Verbesserung des Befundes um 60%. Der Befund korreliert sehr gut mit den Beschwerden der Patientin. Ist der Darm saniert, lagern sich keine Toxine mehr ab, die Entzündungen verursachen.*

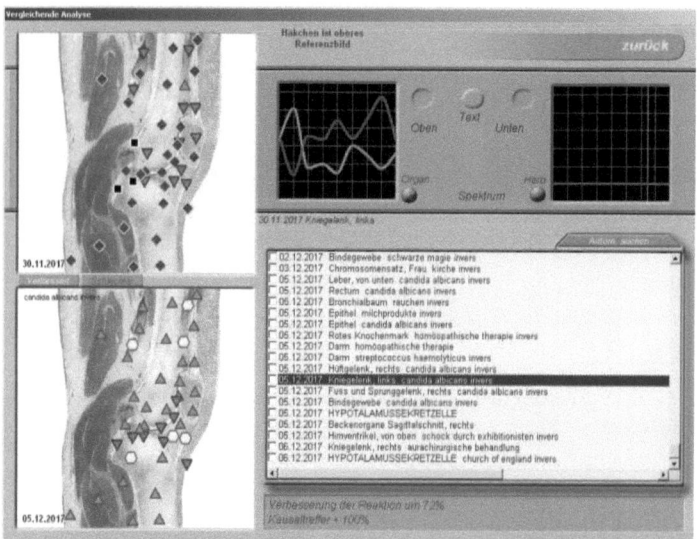

Abb. 130: *Auch in den Knie findet sich eine schwere energetische Störung, bei Invertierung von Candida albicans Verbesserung des Befundes um 72%. Auch hier wiederum eine enge Korrelation zwischen Befinden und Befund.*

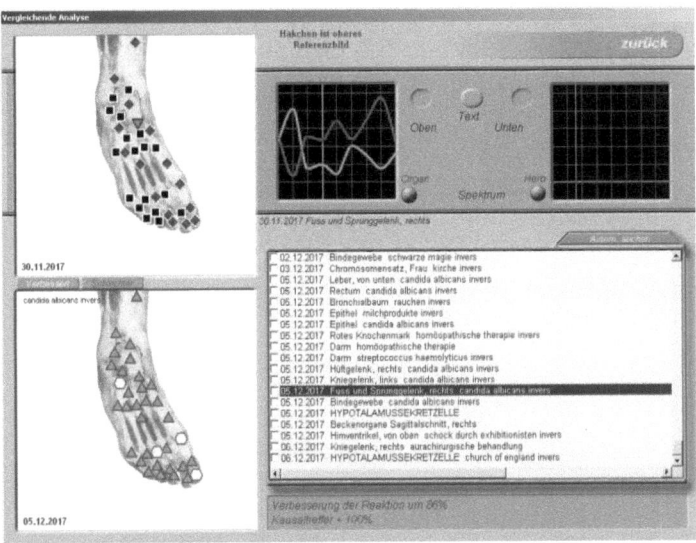

Abb. 131: *Gleichermaßen in den Füßen: Bei Invertierung von Candida albicans Verbesserung des Befundes um 72%.*

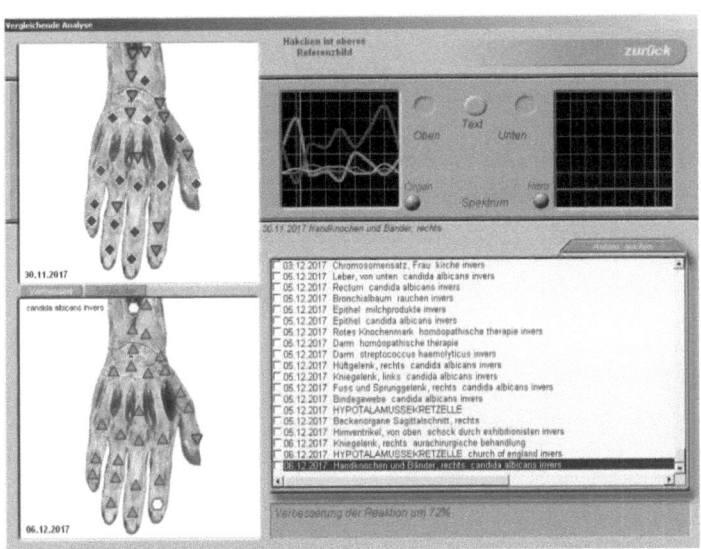

Abb. 132: *Gleichermaßen in den Händen: Bei Invertierung von Candida albicans Verbesserung des Befundes um 72%.*

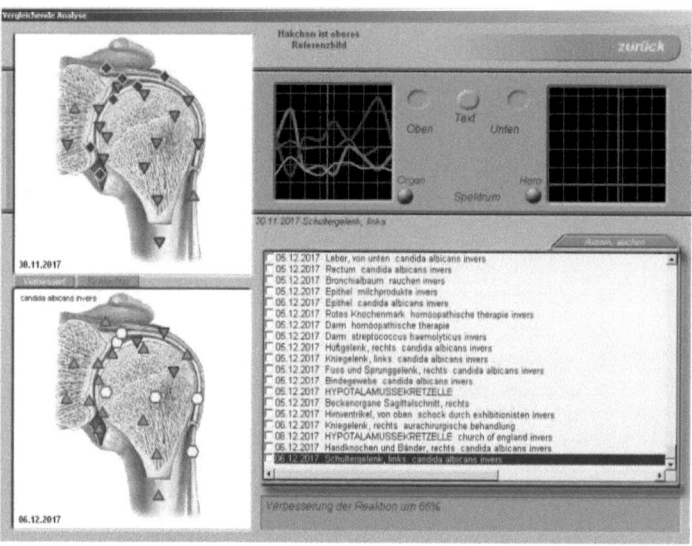

Abb. 133: *Gleichermaßen in den Schultern: Bei Invertierung von Candida albicans Verbesserung des Befundes um 66%.*

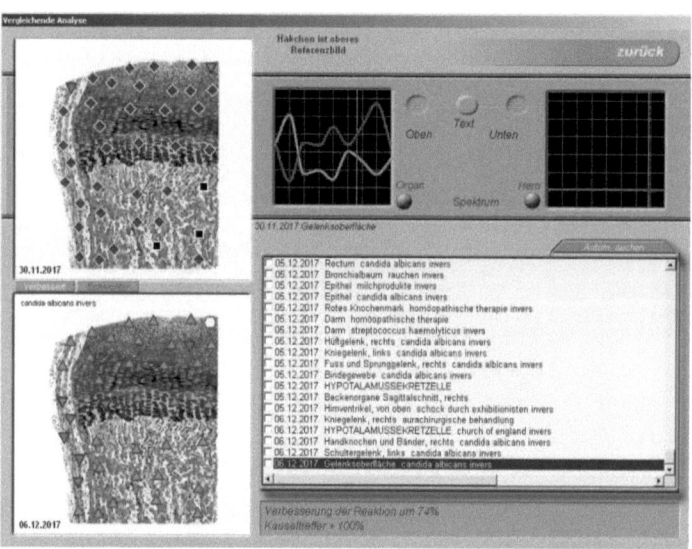

Abb. 134: *Eindrucksvoll ist auch das Bild der Gelenkflächen bzw. des Knorpels: Schwere energetische Störung, bei Invertierung von Candida albicans Verbesserung des Befundes um 74%.*

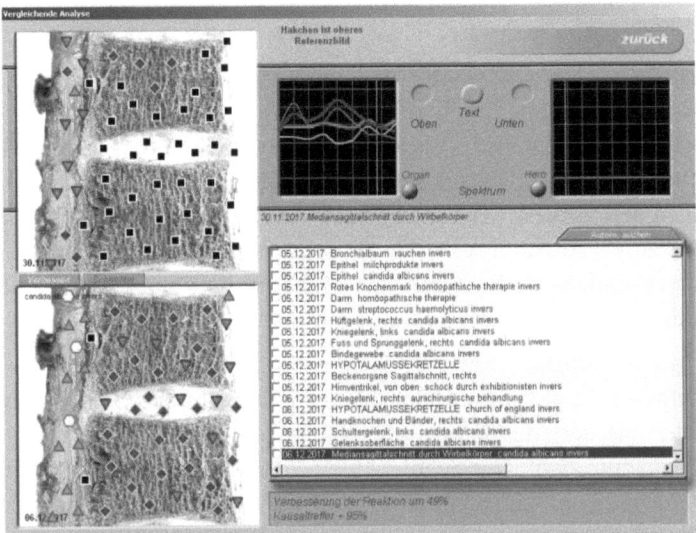

Abb. 135: *Auch die bestehende Osteoporose mildert sich ab bei Sanierung des Darms: Bei Invertierung von Candida albicans Verbesserung des Befundes um 49%. Dass dieser Wert niedriger ausfällt, liegt daran, dass es sich bei der Osteoporose nicht nur um einen entzündlichen Prozess des Bindegewebes handelt, sondern der Vorgang deutlich komplexer ist.*

Bewertung: Beeindruckend ist, wie die von der Patientin geschilderte Symptomatik mit den Befunden der NLS-Analyse korrelieren. An allen Gelenkstrukturen finden sich energetische Belastungen, die bei Invertierung von Candida albicans im Sinne einer Darmsanierung deutlich nachlassen. Wohlgemerkt handelt es sich bei der Invertierung in der NLS-Analyse nur um diagnostisches Verfahren, nicht um eine Therapie. Die Therapie der Darmsanierung sollte durch einen erfahrenen Heilpraktiker durchgeführt werden. Vorab kann man am NLS-Gerät testen, welche Therapieform geeignet ist, d.h. ob eine rein homöopathische Therapie ausreicht oder ob es Zusätze wie Probiotika und Präbiotika braucht, um den Darm wieder zum Funktionieren zu bringen und damit die Resorptionsstörung adäquat zu behandeln.

Schulterschmerzen

Anamnese: Patientin, 74 Jahre alt, klagt sei Jahren über chronische Schulterschmerzen. Man habe bereits alle möglichen Untersuchungen durchgeführt, Arthroskopien, Röntgenuntersuchungen, aber alles sei ohne Ergebnis gewesen. Auch die physiotherapeutischen Behandlungen brachten keinen durchschlagenden Erfolg, vielfach sei es nach den Therapieeinheiten sogar noch schlimmer gewesen. Ein eindeutige Abhängigkeit des Schmerzes von der Position der Schulter sei nicht vorhanden, der Schmerz trete immer wieder mal auf, als eine stechende Empfindung, auch wenn die Schulter gar nicht bewegt werde.

Aurachirurgie: In der aurachirurgischen Untersuchung zeigt sich eine Resonanz bei der Prüfung im Bereich der Ellenbeuge. Die Patientin beschreibt einen stechenden Schmerz, als der Aurachirurg mit der Pinzette an einem virtuellen Katheter in der Ellenbeuge zieht. Der Schmerz bleibe dabei nicht lokal begrenzt, sonder ziehe hoch bis in die Schultergegend. Daraufhin stellt der Aurachirurg die Diagnose eines Herzkatheters aus medizinischen Versuchen im Vorleben, der im Bereich der Schulter schmerzhafte Symptome verursacht. Und tatsächlich: Nach aurachirurgischer Entfernung des virtuellen Katheters aus der Ellenbeuge verschwindet der Schmerz in der Schulter, und der Patient zeigt auch in der Ellenbeuge keine Resonanz mehr.

Bewertung: Im weiteren Verlauf bleibt der Patient tatsächlich schmerzfrei, die vormaligen Schulterschmerzen sind nicht mehr vorhanden. Insofern gibt es bei Schulterschmerzen eine breite Palette von Möglichkeiten, von den organischen Veränderungen, die es aurachirurgisch zu operieren gilt, über karmische Belastungen (wie im vorliegenden Fall), die es aurachirurgisch zu lösen gilt, bis zu toxischen Ablagerungen in Muskel- und Gelenkstrukturen durch Störungen des Mikrobioms im Darm, was klinisch und durch Verwendung der NLS-Analyse eruiert werden kann. Im letzteren Fall wird eine Darmsanierung durch den Heilpraktiker notwendig.

Über den Autor

Dr. med. Mathias Künlen.

Studium der Humanmedizin an der LMU in München.

Studium der Informatik an der Fachhochschule München.

Deutsches medizinisches Staatsexamen 1988.

US amerikanisches medizinisches Staatsexamen FMGEMS 1989.

Facharzt für Neurologie seit 1994.

Gründer und Vorstand der Softmark AG Grünwald, Softwareentwicklung im Bereich des Cognitive Computing.

Gründer des IFA Institut für Aurachirurgie AG, Fürstentum Liechtenstein.

Shotokan Karate 1. DAN im DKV Deutscher Karateverband.

Kyusho Jitsu 1. DAN im DKV Deutscher Karateverband.

Für eine Kontaktaufnahme schicken Sie bitte eine E-Mail an

info@aurachirurgie.me

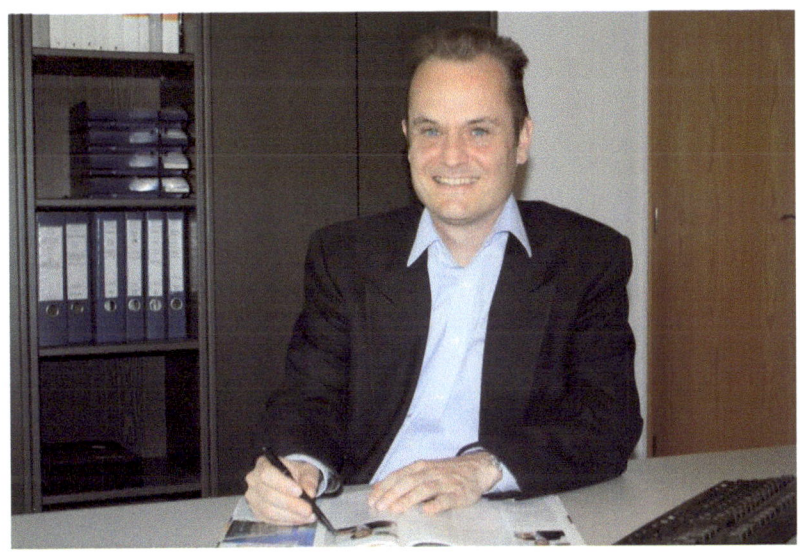

Index